CARE
Good Care ,
Good Living

CARE
Good Care ,
Good Living

CARE
Good Care,
Good Living

長新冠

The
Long Covid
Self-help Guide

自救手冊

牛津長新冠門診醫療團隊

（The Post-Covid Assessment Clinic, Oxford）—— 著

俞智敏 —— 譯

CONTENTS

第 **1** 章

什麼是長新冠？ ———————— 043

艾蜜麗・弗雷澤、海倫・戴維斯

CONTENTS

審訂序

患者的自救指引，
醫療人員的衛教方向

臺北市立聯合醫院中興院區整合醫學科／姜冠宇醫師

「放下成見，投石問路，共同建立長新冠與後遺症的衛教典範。」

　　長新冠，或者是確診後發生還沒有到達長新冠標準的後遺症，其實症狀非常多元，機制也分成幾派學說，書中都有全面提及，還有評估及應對方式，最重要的是提醒我們，要正視它的存在，才能協助這些病人得到適當的支持、渡過長新冠對生活的影響，不會求助錯誤方式，而適得其反。

　　長新冠在台灣目前仍有一些不熟悉此議題的專家或長官帶有成見，否認長新冠的存在，我曾現場聽到具有社會上權威的老師說：「我覺得『長新冠』是人類自己發明出來的名詞，其實都是心理問題。」但是事實則不然，這其實是錯誤觀念，對於確實有病症而需要調適生活的病人很不利。

　　首先要知道，長新冠並不是心理因素，它是病理因素，並且就是因為症狀多元，這要是當成「全人醫療」來關心的議題。

　　自從新型冠狀病毒這個百年大病出現以來，受影響的族群非常之多，不只是醫療問題、也是公衛問題、還更是經濟問題。然而新興疾病，沒有人是專家，我們都在投石問路，所以即便是過往訓練成熟的醫師，對這疾病衍生的各種問題，仍要非常的謙虛，病毒不會問你是不是權威或是握有話語權的人，而只有願意發現問題和正確的治療方式，才能協助病人，解決整個社會的問題。

　　就像疫情爆發而醫療降載時，我們不分專科醫師，都需要投入新冠病人的專責病房照護，需要共同學習來提升病人照護品質，同樣的，所有的臨床醫師都要對長新冠有所意識、有所熟悉、放下相關知識不足所導致的偏見，避免第一時間否定病人的感受，而這本書，不只是望文生義上的給予病人自救指引，也是可以給各個臨床醫師衛教的方向。

　　我曾經有在網路社群分享過有一個在新冠追蹤門診的案例，一名確診後的國中女生，她急性期當下沒有症狀，但是在後來事隔一個月後，她被自己嚇到了，在於她睡眠遭到干擾，每天只睡兩小時就驚醒，而且無法睡回籠覺，體力不如以往，亦無法專心，在學校班級上等於完全無法保持以前的學習能力，功課自然就退步，所幸這衝擊是沒有讓她產生自殺意念，經過診治，適當追蹤並鼓勵休息，兩個月後她就逐漸恢復了。

　　同樣的情況，發生在我認識染疫的年輕住院醫師上，他會照顧病人照顧到一半，渾然失神忘記自己在這時間空間做

什麼；也有認識的長輩在飯局上吃了三小時，卻全都記不起整桌出席者的名字，連我的姓氏、職業是做什麼都記不住。這並不是只有染疫，亦有些少數民眾在接種疫苗，後來也有類似長新冠的症狀，莫名睡眠時間縮減、體力下降和莫名不特定關節疼痛，就出現在我門診，不只一兩例。這些病人都至少需要適當的衛教，減少生活中的負擔以渡過復原期。

嚴重的後遺症案例，則有不曾有慢性呼吸道疾病病史的長輩出院後發生反覆肺炎、且聽診有喘鳴音，疑似是確診後幾個月內發生新確診的COPD慢性阻塞性肺病，我手上也有因此而死亡的案例。更有病患，獨居老人，疑似急性期痊癒出院後肺功能下降，氧氣支持不夠且無人協助下，被社工發現在家中死亡。

這些有困擾的病人，不論在美國或在台灣，都是四處在各門診往返求治，美國基層各診所因此成立很多長新冠復健機構，甚至在2022年10月，美國退伍軍人部門就出版長新冠衛生系統指南，在2022上半年日本也出版長新冠的報告，指出「疲勞」為首要共通症狀，日本政府也將長新冠的診斷視為職災。而同時，美國醫學期刊JAMA有一篇綜合回顧38篇文獻整理出非常具有意義的量化發現，就是長新冠患者會在新陳代謝、心肺運動能力上像是老了15歲，測量最大耗氧值時，下降1.5代謝當量，而且會有「運動後不適（PEM）」的問題，這不可逆的期間是需要一段時間休息的，千萬不可以勉強自己，換來更多的挫折與病況惡化。[1]

在台灣，從 2021 年台北市萬華區疫情爆發後，台北市建立長新冠門診、然後整合為新冠追蹤門診推行到全台灣，新冠追蹤門診都會做一些初步評估，並且依據症狀分留給適當的專家。在門診所見，除了不少老年病患都有呼吸道的後遺症，也有慢性疾病控制變差的問題。台灣長新冠與後遺症統計表面上偏少，雖然也許是 Omicron 重症致病力降低和疫苗覆蓋率相對較高所帶來好的現象，但是也其實要小心搜集資料偏誤，因為衛福部『染疫康復者門住診整合醫療計畫』中實行的過程中，在醫院門診都有掛診數的限制，除了專責病房狀況較好、出院直接可以有在此收案計畫追蹤，實際上許多病毒消散後還需要急性後期照顧、轉至普通病房繼續照顧的病人，都無法回到新冠追蹤門診收案，是統計上系統性的遺失，等於忽略潛在較為嚴重的族群，我的整合醫學科門診就是與台北市立聯合醫院院長討論下，院內多增設補追這些非專責病房出院個案。

有時看我們比較高的死亡數，我們死亡是採從寬認定，確診在 60 天之內死亡都納入統計，像我前述提到的病人就是受到潛在後遺症影響，所以整體有時要小心低估，是不是有人症狀不適但是沒有表達、或是沒有依循正確管道求助，這些人可能最後沒有正確調適自己來尋求適當休息，就像有

---

1. Durstenfeld MS, Sun K, Tahir P, et al. Use of Cardiopulmonary Exercise Testing to Evaluate Long COVID-19 Symptoms in Adults: A Systematic Review and Meta-analysis. JAMA Netw Open. 2022;5(10):e2236057. doi:10.1001/jamanetworkopen.2022.36057

些長輩明明有退化性關節炎，還迷信說爬山會治癒病情，結果當然更糟糕。

不過也慶幸長新冠的出現，過往對於其他病毒（HIV、皰疹病毒、巨細胞病毒等）的感染造成的病毒後遺症，以至於有一些長期免疫力下降、所謂慢性疲勞症候群的病人，我們今天也更能成熟地評估這些過往研究不夠的病人、了解他們的症狀不適，協助他們克服生活的困難，這是好事。

這本書是由英國牛津系統「長新冠門診」團隊召集的各專科領域專家彙集經驗整理的書籍，大塊出版社交給我審訂，這是我至高的榮幸。英國專家的研究態度，有時讓我們東方社會認為無病伸吟、擾亂民心，但這就是科學上願意正視問題，沒在粉飾太平。

這本書的誕生，也代表疫情進入下一個階段。疫情再怎麼高峰，當下感染症狀其實應該都會比上一波對年輕人的影響更少，但是接著都是慢性後遺症的影響，造成一些勞動力與社會潛在產值的損失，對高齡社會的照護品質亦是衝擊，專家作者群正視這些問題，他們建立方法試圖解決這些問題，給予大家在迷航中有實證依據的指引查詢，這才是真正的安定民心。這本書要到台灣來，不只是這些專家的知識，而是他們的態度，才是值得我們學習。

推薦序

社會與兒童未來健康的
重大課題

英國牛津大學生化免疫博士、中國醫藥大學兒童醫院
／王志堯 院長

2020年在人類的歷史記錄上，新冠肺炎一定會留下特別且專屬的篇章。不只是因疫情造成大量病患死亡及恐慌，各國交通阻隔，封城與人與人之間的隔離，更重要的是人類才驚覺我們對世間最簡單的生物體、病毒竟是茫然無知。即使我們可以在疫情爆發後一個月內解出它的基因體組成，不到三個月內發展出新式的RNA或腺病毒載體的疫苗，不到一年的時間全球可以施打。

我們對於它的起源、變異株感染的器官系統、免疫反應都仍在摸索，尋求解答。更特別的是，我們從未看到也從未報導研究過，在一種病毒感染過後有如此多人那麼高的比例（3～5成）都有持續性病毒感染過後的後遺症，像是疲倦、運動後喘促、肌肉關節疼痛及難以集中注意力（腦霧），影響日常生活能力的症狀（後新冠症候群），甚至會超越3個月（長新冠）至半年或一年以上。

　　設想如果大人都會有這些後新冠和長新冠的後遺症，那麼不會說話、無法適當表達身體感受、甚至情緒，卻得到後新冠和長新冠的孩子，其家人及老師如何知道他們有後或長新冠的症狀呢？這便需要專門的醫護團隊作整合型的診療及日常照護了。

　　在2022年5月Omicron新冠疫情突破了社區感染的防線，不只每天有萬人確診的病例，也有近2成的病例是18歲以下的青少年及幼兒，他們與大人最大的不同就是未曾接觸或未打過任何一劑的疫苗，雖然重症的比例不高，但根據國外的報導，有近3成未施打過疫苗的青少年及幼童會有後新冠與長新冠的後遺症。

　　中國醫藥大學兒童醫院有鑑於此，在2022年7月結合近10個次專科，包含兒童心臟、胸腔、腸胃、神經、血腫、感染、過敏免疫、內分泌及心智科，開辦兒童後新冠整合門診，並進行DISCOVER（diagnosis and support for covid children to enhance recovery at cmuch）照護追蹤計畫。我們發現這些有後新冠症狀的病童，不只有肌肉疼痛、活動力變差、運動後肺活量不足等身體器官影響的問題，也包括睡眠習慣改變、活動力與學習能力減弱的神經精神症狀。我個人在診間印象最深的是，一位母親帶著小學一年級的男生來後新冠門診就醫，因為媽媽發覺孩子在視訊課程結束後，仍然呆滯的望著平板好一段時間，而擔心小朋友確診後是否有腦霧的後遺症。其實這些症狀只是冰山的一

角，就如同前面所說的，我們還不了解這隻新冠病毒對我們身體、生理、心理所造成的影響，因此，如何做長期的心理與生理復健也是影響我們社會及兒童未來健康的重大課題。

　　這本新書《長新冠自救手冊》是 2020 年由英國牛津大學全民健保署基金會及其開辦的長新冠整合門診的醫護人員及照護團隊，根據後新冠及長新冠病患照護及治療的經驗所彙集而成。這本書不只提供了後新冠病患常見的生理心理問題，也有很多具體可行的照護及自療方法，可供曾罹病患者及其家人參考施行，也因此幫助了數以百計的患者。我們希望這本自學照護手冊可以幫助我們當地的後新冠病人、幼童，並與醫護人員配合一起恢復健康。面對未知的恐懼最好的武器就是知識。我們從這次百年一見的大疫情了解到人類對大自然的無知使得我們付出慘痛的代價。虛心敬畏大自然及我們的生態環境才不會再次「七年之病，求三年之艾」。

推薦序

中醫身心共治——面對長新冠

古典針灸派傳人、《經絡解密》系列書作者／沈邑穎 醫師

歷經三年的新冠肺炎洗禮，終於等到這本匯集相關專家，依據實際臨床經驗提供明確且易於遵循的方法，能有效協助改善長新冠症狀的好書。

身為中醫師，一直很關注新冠肺炎疫情的發展，日常門診也常遇到疫苗注射和確診者的各類症狀，而書中提到的疲勞、腦霧、喘不過氣、咳嗽、情緒低落和焦慮、睡眠障礙、胸悶、心悸、頭暈、皮膚疾病、腸胃道不適和發熱等，我們全部都治療過。

在此次抗疫活動中，純中藥製成的「清冠一號」療效獲得大眾的肯定，讓中醫界很振奮，隨之推動疫情後遺症也能透過中醫來診治，此乃「中西醫結合」的一大步，一起守護民眾健康，真是漂亮的全贏策略。

雖然中醫擁有好志略好療效，有研究精神的讀者可能還會好奇，中醫如何應對此次的長新冠？

首先從病因開始，書中第8章提到，我們仍未能完全理解新冠病毒如何影響平衡系統，不過已知「身體用來熬過急性感染的某些策略，在急性症狀消失後，反而可能引發頭

量症狀。也就是說,我們的身體會適應體內有病毒存在的狀況,但當病毒消失後,卻不會自動調回原狀。」這段論述非常深刻,與中醫的見解不謀而合。

中醫將來自外界不正常的氣統稱為「邪氣」,包括本次的病毒在內。前述狀況中醫可以用「餘邪未解」或「伏邪未解」來說明,即經過治療之後,剩餘的邪氣或潛藏在體內的邪氣尚未完全解除,這些病毒所造成的負面效應仍持續影響身體正常運作。我們在門診常遇到即使病人已經篩檢陰性,症狀輕微甚至已無,仍可以中醫四診檢測出身體存有少量病毒或其影響力。

中醫如何改善這類情況?既然是餘邪或伏邪未解,就搜出這些邪氣,將之驅逐出境吧!後面會有一些建議方法供讀者參考。

觀察此次疫情從疫苗注射的副作用到確診的後遺症,除了人體正氣與病毒邪氣對抗所產生的發燒畏寒等類似流感情況之外,大致有兩類狀況:

1. 大都與每個人的素體因素有關:例如呼吸道長期較弱的病人,會出現明顯咳喘症狀;心臟有舊疾者,容易出現胸悶心悸症狀;長期勞累,用腦過度者,容易出現疲倦、腦霧等情況。

2. 也會出現從未有過的症狀:例如從來沒有心臟病史的人,出現胸悶心悸等症狀。

中醫有句名言「邪之所湊，其氣必虛」，也就是「柿子挑軟的吃」，聰明的邪氣不會跟身體硬碰硬，而是找到身體弱點給予打擊。新冠病毒也有這種特質，首先它會攻擊身體既有的弱點，讓弱者更弱，亦即前述的素體因素疾病；其次，它也會攻擊身體潛在的弱點，使之浮出檯面，亦即前述的新症狀。從這個角度來看，趁機了解自己身體已經存在或潛在的弱點，後續好好注意保養，也是不幸中之大幸！

以中醫學理理論來歸納這次長新冠的症狀，大致以三條經絡為主軸：

足太陽膀胱經：專門巡循行在背部，是人體最巨大也最實在的防禦系統；手少陰心經和手太陰肺經：肺臟主管呼吸與一身的氣機，心臟主管心跳與一身的血液，統管全身氣血循環，氣血循環正常則身體健康。

此三經絡共同形成人體的防禦系統。

中醫非常善於治療各類痛症，本書第8章討論疼痛時指出「針灸可用來治療某些慢性疼痛，對長新冠症狀也可能有幫助。」中醫認為疼痛的基本原理是「不通則痛」，氣血不通就容易出現痛症，治療時從心肺功能著手，心主血，肺主氣，疏通氣血，加上病因治療，則能有效改善疼痛。

這三條經絡也都與鼻子有關係，這也是病毒進入體內的

主要路徑。

　　這次疫情常見後遺症也都與此三條經絡有關，如：病毒所過宛如軍萬馬過境，餘邪邪氣留戀，損耗元氣疲倦，疲倦和腦霧代表體內氣血不足，頭部清竅失於濡養；令人困擾的嗅覺障礙，中醫聖經《黃帝內經》：「心肺有病，鼻為之不利。」早已指出心肺與鼻竅之間的密切關係。

　　中醫是每個人都可用來自我保健的良法，讀者可以加強照顧此三條經絡，如風和日麗時，可以到戶外，加強曬曬背部，或加以刮痧、拔罐，都能強化膀胱經；打開胸闊做深度呼吸，如書中介紹的方法，讓呼吸向下沉，延伸到腹部，更可以按揉連結拇指及小指的肺經與心經等。

　　本書還強調疫情所造成的心理壓力也會深深影響身體機能，教導讀者以正知見來面對，此與中醫的身心共治相合。

　　中醫還有一個重要概念「有諸內必形諸外」，就是經絡系統連結人體的內部和外部，透過經絡系統，身體內部情況會呈現於身體外在的結構。臨床看到許多長新冠的病人，不僅內臟功能受損，同時存在許多結構上的異常，如胸悶氣喘咳嗽的病人，其胸廓及背肌也是非常緊繃。臨床治療時，必須調整臟腑功能與身體結構並進，方能取得全功。讀者可以參酌書中介紹的各類體能活動，伸展身體，打開結構。

　　中醫屬於客製化醫學，重視審因、辨證、論治，長新冠包含了一系列症候，即使有類似的病症，每個人症狀的細節以及連動的結構等，也不盡相同。可喜的是，每個人都有屬

於自己的經絡系統，只要能按圖索驥，就能自行保健，如眩暈也是臨床常見症，重壓位於手背靠近腕關節的養老穴，立刻改善症狀。

當然，本書提供許多按部就班的自我調節法，都是非常值得參考和練習。

推薦序

了解自己身體狀況，戰勝長新冠

胸腔內科／周百謙 醫師

　　新冠肺炎疫情已經進入第 3 年，雖然突變的變種株層出不窮，造成易受創族群的重症風險增加，但在疫苗與抗病毒藥物的保護下，大致仍是以輕症的部分為主要的臨床表現。然而，目前對多數的新冠肺炎患者而言，最大的困擾是來自於長新冠的症狀持續存在，造成生活品質造成影響。

　　愈來愈多的證據支持，新冠肺炎所造成的身體影響並不局限於病毒的破壞，而有相當比例來自於病毒所引起的免疫失調，以及持續的系統性發炎，都使得許多的症狀會在病毒清除後持續存在。這些部分包含病毒直接影響的呼吸系統外，更有許多的呼吸系統外症狀，這部分包含情緒影響、注意力問題、慢性疲勞以及味嗅覺喪失，或一些難以言喻的症狀。在臨床端，可以透過醫療檢查與生物標記檢測找到問題，然而許多微環境的調控，包含染疫後的身體管理，以及心理的調適，都是許多困擾長新冠患者可以進行的方向。

　　歐洲國家受到新冠肺炎的影響算是最廣最久，也累積許多新冠肺炎對身體影響的大數據資料，透過數據的整理與歸納，可以給予病患端合理的建議。本書為英國牛津長新冠門

診的專家群，透過對病患的追蹤與大數據整理，所提出對於長新冠患者的治療的臨床建議。從定義長新冠開始，後續將症狀與治療對策歸納為疲勞管理、呼吸困難管理、嗅覺喪失管理與睡眠調適等，嘗試以非藥物方法改善症狀，後續並進一步提出復能的方式，這部分包含體能強化與心理調適，目標是協助有困擾的患者，能夠從這些常見症狀的整理中，找到與自己類似的臨床表現型，進而透過循序漸進的建議，靜下心來思考自身可以改善的面向，從而面對長新冠的困擾，並突破長新冠的限制。在附錄中，也列出臨床端對於長新冠患者會進行的醫療檢查。從這些檢查中所獲得的結果，可以了解長新冠的影響是來自於身體的實質影響，或是心理層面的影響。愈是了解自己身體問題，愈能找出自我調整的方向，才能避免一切以藥物為圭臬，反而失去讓身體自然恢復的可能契機。

　　與新冠病毒共存會是未來的趨勢。面對新冠威脅，透過疫苗與藥物的調整，降低風險，將是重要一環。隨著醫學界對於新冠病毒致病機制的愈加了解，透過精準治療，提升身體機能，而染疫後對身體的有效身心管理，並漸次復能，走出長新冠的陰影。藉由本書提供困擾長新冠患者的重要治療武器，協助病患了解新冠肺炎及併發症，後續在醫療科技不斷進步下，可望避免新冠肺炎突變株持續存在下對健康的威脅，讓大家生活重回正軌。

推薦序

與長新冠共存的課題

臺安醫院心臟內科主任／林謂文 醫師

從遠古到現代人類與病毒疫病的戰爭一直持續進行，每一次的疫病流行不僅改變人類的生活方式，提升了防疫及醫療水準，也改變了人類的文明。從黑死病鼠疫、天花、西班牙流感、SARS、MERS、伊波拉病毒、猴痘病毒到瞬息萬變的新冠狀病毒，面對這次百年大疫的挑戰全世界無論是醫學、公衛、生技、病毒、防疫專家等等，在困境中持續摸索試圖找出解決之道。從防疫方式滾動式調整、疾病治療、疫苗的研發及接種等，這所做的一切不外乎試圖阻止病毒影響到人類世界維護健康求生存。

從2019年發現新型冠狀病毒到2020年全球疫情爆發後，經過兩年多來的與病毒之間奮戰，疫情的禍首是那不斷變異的新型冠狀病毒，從武漢原始株、alpha、beta、gamma、lambda、delta 到現在主流變異株omicron（BA.1、BA.2、BA.4、BA.5、BF.7）從大變異到小變異，每次的變異增加了病毒的傳播能力及免疫逃脫能力，但同時染疫後重症機率也逐漸下降。從如何阻絕病毒的傳播、染疫後症狀表現、疫病治療方法、疫苗預防注射及次世代疫苗研

發，對抗病毒的戰爭也持續一直進行。當病毒減毒化、輕症化對於人類已不再構成致命的威脅，人類準備好與病毒共存時難免會遇到許多的問題。其中要面對最棘手的問題是康復後所面對的併發症及長新冠。併發症及長新冠會不會恢復？會不會對於健康造成嚴重的危害？我想這樣的答案也是許多醫師及專家積極想找出來的答案！

染疫康復後常常在臨床上看到有不少病人持續有不適的症狀出現，根據統計康復後身體不適牽涉多個器官的症狀竟達200多種甚至可能更多。這樣的症狀可能從康復後一直持續下去，甚至有的患者會從三個月後才開始發作，往往這樣的症狀會讓患者求助無門，甚至需要到許多專科醫師的門診求診。但是經過許多的檢查其實常常沒有辦法找出真正的病因。在心臟內科的門診中也常常會發現病人確診康復後有心律不整、心悸、心跳過快、呼吸困難、胸悶痛等等的症狀，排除了心臟的問題但是仍然找不出不適的原因。這樣的症狀一直持續下去，有些患者會在數周內改善，有些患者甚至持續到數個月以上甚至到一年都持續有症狀出現，定義上來說這就是「長新冠」。

人類對於長新冠問題仍然持續在摸索，藉由各科專科醫師在門診及臨床上所觀察到的症狀表現及治療上的經驗共同來探討及交流。這本書是集合英國數位專科醫師治療長新冠的經驗及在臨床上所觀察到的症狀表現，一步一步帶各位走

入長新冠的領域，讓各位對於長新冠有更進一步的認識與了解，是一本適合各種領域、族群閱讀，非常實用的書籍。

推薦序

「長新冠」你知道多少？

臺大醫院感染科教授／盛望徽

歷史上新冠病毒變異株的出現，全球感染新冠肺炎的人數也不斷增加。至今疾病雖然輕症化，但是不少人在確診痊癒之後仍存在有不適感，甚至出現新的症狀。根據國外研究數據顯示，約有 5 ％的感染者，特別是本來就有慢性系統疾病，例如糖尿病、高血壓、肥胖、慢性心肺疾病者，罹患長新冠（Long COVID）的風險也較高。

長新冠的表現除了咳嗽、呼吸困難、心悸、氣喘、胸痛等心肺功能異常，有時也會伴隨疲倦感、肌肉痠痛、皮膚紅疹、頭痛、關節痠痛、嗅味覺異常。亦有少部分人出現神經學症狀，如注意力不集中、思考變慢、容易忘記事情、精神疲勞、情緒低落等，稱為「腦霧」（Brain fog）。因此，確診者如果在染疫 4 週後症狀仍然沒有緩解，就要趕快就醫。除尋求專業的醫療協助，還是要盡可能讓自己適當恢復社交活動，並且目標放在保持正常舒適的生活作息，攝取充足的營養，可容忍限度下適當緩和運動，讓生活儘早恢復常態。

透過本書，你可以瞭解什麼是「長新冠」，以及如何面對克服「長新冠」。

推薦序

理解長新冠，放鬆心靈的恐懼

柚子小兒科診所／陳木榮 院長

人類總是對未知的事物感到恐懼，尤其是面對一個全新且未遭遇過的疾病。

西元 2019 年，新冠病毒橫掃全世界，多種症狀出現在每位患者身上，即便是科技及醫學的進步，科學家和醫生仍然需要不斷地在未知中摸索新冠病毒造成的疾病以及進一步治療的方式。

幾年來，隨著患者不斷出現，對疾病的認識也越來越多。醫生們發現新冠病毒造成的症狀，似乎不是只有幾天之內的不舒服而已，有些人可能會出現長達數週以上的「長新冠」。

可以料想得到，感染新冠病毒之後得到「長新冠」的人，身體的不舒服加上心靈對於疾病後遺症的恐懼，是一種加倍的重擔長期緊緊壓在患者心頭。除了請醫師緩解疾病症狀之外，患者自己了解「長新冠」，進一步放鬆心靈的恐懼也同樣重要。

大家可以看看《長新冠自救手冊》這本書，這是來自英國牛津新冠後遺症評估門診的建議，內容從感染新冠病毒的

症狀到後續處理，從身體的改變到心理的調適，都有詳細的分析說明。

　　設法理解令人恐懼的事物，是解除心靈重擔的好方法，不論您是否已經確診過新冠病毒，不論您是否正在為長新冠所苦，我推薦《長新冠自救手冊》這本書，我相信這本書一定可以協助各位減輕面對新冠病毒的害怕，進一步了解長新冠，最後戰勝新冠病毒。

推薦序

不容小覷的新冠肺炎後遺症

康澤復健體系總院長、藝文康澤復健科診所院長／陳冠誠

新冠肺炎可怕的不只是在高死亡率，還要小心康復後的後遺症！

新冠肺炎於 2019 年年底開始出現，並於 2020 年初席捲全球，其高死亡率造成全球的恐慌，並大幅度的改變人類的生活及社交型態。然而多數民眾不了解的是：新冠肺炎痊癒後，仍可能持續造成嚴重的後遺症，持續影響痊癒者的生活及工作。

一位新冠肺炎的痊癒者在進行心肺復健過程中，曾對我說：「我是一個非常愛運動的人，每天都要運動 1 到 2 個小時，我從來沒有過我剛病癒移除葉克膜時，下床的第一步腳竟然會站不直！」許多新冠肺炎的患者在康復後，仍深受其後遺症所苦，這主要是因為在感染期間病毒可能會攻擊肺部組織，進一步影響呼吸功能。同時，也會影響其他器官系統，造成多重器官系統受損，而且在治療期間可能有插管、缺氧、嚴重感染、長期臥床等情況，這些都使得一部分的新冠肺炎患者儘管已經康復，卻仍受到其後遺症所苦，而這些

在新冠肺炎感染後的症狀被統稱是「長新冠症後群」(Long COVID syndrome)，或「後新冠症候群」（Post-Covid-19 Syndrome）。

許多新冠肺炎痊癒者並不認為自己有長新冠症候群，特別是許多輕症患者誤以為輕症不會有後遺症，然而仔細詢問這些新冠肺炎痊癒者後，會發現許多痊癒者都有容易疲憊、容易喘、疼痛問題、活動能力衰退、痰多等症狀，而這些症狀其實正影響著這些痊癒者的生活及工作，然而卻因不了解而忽略了需要進一步尋求協助。

在台灣，討論新冠肺炎後遺症相關的書籍或文章並不多，多數人雖然可能聽過長新冠症候群，但卻對長新冠造成的影響不了解。本書從長新冠的介紹、疲勞管理、呼吸困難管理、睡眠、恢復體能活動、心理層面、嗅覺處理及重返職場等，多面向的介紹長新冠症候群及該如何處理，非常清楚而詳盡，適合新冠肺炎痊癒者及家人閱讀。

2021年底，衛服部也已公告新冠肺炎染疫康復指引，提供專業資訊協助醫療機構及醫療專業人員於臨床照顧長新冠症候群。目前已有許多醫院及復健科診所針對新冠肺炎開設長期追蹤整合門診，藉由復健來改善心肺耐力與體能、減少失能、回復生活自主和增進生活品質，減少後遺症對患者帶來的影響。台灣心肺復健醫學會也於官網上公布長新冠復健就醫資訊及新冠肺炎復健資訊。民眾若有於新冠肺炎痊癒後出現書上相關症狀，可依台灣心肺復健醫學會官網上的長

新冠復健就醫資訊,至醫療院所尋求進一步協助與照顧。

提醒所有新冠肺炎康復的患者,康復後要及早開始運動,並注意自己有無長新冠的症狀,如果有相關症狀要及早進行復健,才能遠離後遺症。

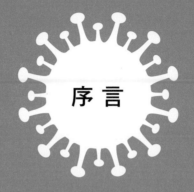

序言

　　你或許是因為自己或親友正為長新冠症狀所苦才會閱讀這本書。我們目前仍無法解答所有問題，但我們撰寫這本書的目的，是想跟讀者們分享我們的經驗與知識，讓你邁向康復。這本書是由一群醫療專業人士共同努力的成果，自從新冠肺炎後遺症於2020年首次出現之後，作者群當中有許多人都曾為患者提供協助。我們跟患者一同合作，找出幫助患者管理長新冠症狀的方法。我們希望本書能提供讀者有效、容易理解與實用的指引。書中的建議都經過反覆測試，並透過牛津新冠後遺症評估門診（the Post-Covid Assessment Clinic, Oxford，又稱「牛津長新冠門診」（the Oxford Long Covid clinic），成功幫助了數以百計的患者。

如何使用本書

　　我們的目標是提供深入的理解和工具，讓你有能力往前走，應對挫折，邁向康復。本書分為9章，各章涵括了在長新冠門診中患者所遭遇的常見問題。可以依照章節的順序來閱讀本書，又或者隨手翻閱那些與你目前正面臨的挑戰相符的章節會更有幫助。也可以用本書向親人和朋友，甚至是向雇主或同事來說明你的體驗。我們鼓勵你在書上相應段落畫重點，把感想或學到的教訓註記下來。你目前的症狀可能導致每一次閱讀所能吸收的內容有限，這也無所謂。慢慢來。

用這本書來指引你走上康復之路。

請特別留意本書裡的患者故事——他們有過跟你非常類似的經驗，他們的提點和建議，對於協助照護自己的身體復原格外有幫助。

新冠肺炎大流行與長新冠

新冠肺炎（Covid-19）疫情彷彿是憑空出現一樣。接近2019年年底時，我們開始在新聞裡聽到一些陌生的詞彙，例如「封城」和「疫調」。這些新出現的流行語如今已經變得無所不在。當疫情的相關報導首次自中國傳出時，大多數人似乎都覺得這些消息非常的遙遠且抽象。然而，轉眼之間，病毒就已經在我們的國土登陸，我們的日常現實也隨之遽變。全球各地民眾都面臨了封城與居家令的限制。突然間，日常生活裡最尋常的活動，例如與親朋好友相聚，一起運動，甚至是上街購物，通通可能有染疫的風險。我們的生活方式在一夕間改變，而且是這個世代的人從未聽聞或設想過的改變。所有熟悉的事物似乎都變得難以預料、令人害怕。死亡與痛苦，這兩個我們通常企圖忽視的主題，突然在每天公布的統計數字、新聞報導、網路影像，以及社交媒體上流傳的故事裡隨處可見。醫院裡的病人多到滿出大門外，醫護人員精疲力竭，殯儀館裡堆滿遺體的種種畫面，讓人根

本無處逃避。

　　當我們待在家裡避免感染或散播疾病，許多人沒辦法不去收看那些不停放送的憂心新聞之際，又有另外一種併行的情況開始浮現。這種情況是關於各種各樣的持續症狀，在初始的感染結束很久之後仍不會消失。新冠肺炎疫情是否不只是一種急性的病毒性疾病？發生在某些人身上這種頑強的新症狀到底是什麼？長新冠（Long Covid）這個名詞是由一名深受其害的患者最先創造出來的，時間甚至早於醫護專業人士意識到它的存在。許多苦於這些症狀的人自稱是「長期承載者」（long-haulers，或「久癒者」）。

長新冠：從個人經驗到社交媒體

　　全球新冠肺炎大流行的確不只是一種危險的急性病毒性疾病。一開始有人在社交媒體上公開抱怨這些主要疫情以外的其他症狀。接著更多人開始分享自己身上出現的各種持久不退又難以解釋的症狀，包括全面性的疲倦感、呼吸困難、心悸、肌肉疼痛、腦霧和頭暈等。患者們還形容，他們很難找到願意認真看待這些症狀的專業醫護人員。許多人描述他們覺得醫護人員並不相信他們，甚至因此懷疑自己。由於他們得不到所需要的協助，轉而在社群網路中找到團結的力量與支援。在經過了一段似乎無比漫長的時間後，媒體與決策

者才終於開始注意到這個問題，患者們總算開始覺得有人聽見自己的心聲。某些地區也開設了專科門診與相關醫療服務，為患者提供支持和治療。牛津長新冠門診就是英國最早提供這種服務的醫療機構之一。

醫學如何對付一種全新的疾病？

平均而言，科學新發現得花上7年的時間才能轉為獲得批准的醫學療法。開發一種新疫苗，通過各階段的臨床試驗與審查許可，通常要經過10到15年之久。相較於正常的研發時程，此次的新冠肺炎大流行是個極端的異數。第一個突破是辨識出病毒的種類。中國的科學家只花了一週時間就辦到。這種新病毒被命名為「嚴重急性呼吸道症候群冠狀病毒2型」（SARS-CoV-2），而其所導致的疾病則被稱為「新冠肺炎」（Covid-19）[1]。一夜之間，這些名詞變得比比皆是。這是關鍵的第一步，但仍然無法清楚說明該如何控制病毒，或者又該如何治療因染疫而罹病的患者。隨著疫情不斷擴散，全球科學界的焦點很快集中在如何破解這個最新的共同

---

1. 譯注：台灣衛生福利部疾病管制署於2020年1月15日公告名稱為「嚴重特殊傳染性肺炎」，不過官方新聞稿與記者會中也常使用「新冠肺炎」一詞或Covid-19。

敵人上。許多地區都採取了各種公衛措施，例如保持社交距離、「居家」限令，佩戴口罩、隔離與疫調等，以控制病毒繼續傳播。很快地，醫療專業人士就開始對染疫的患者進行可能的治療試驗。隨著證據在短時間內快速累積，各種不同的療法先後獲得採用或被捨棄。我們親眼目睹了科學在如此廣大的規模和緊急情況下，出現前所未見的即時發展。在不到一年的時間裡，新冠肺炎疫苗從開始研發、進行試驗並獲准上市。全球疫情管理已有了令人難以置信的進展，科學家也逐漸轉而投入理解新冠肺炎的長期後遺症上。

長新冠的醫學研究

　　儘管已有許多關於長新冠的理論被提出，其背後的科學仍是一個謎。長新冠的受害者似乎是被隨意選定的。在新冠肺炎急性感染期身體極度不適的患者，包括那些曾經住院，接受過侵入式、甚至是救命的治療，例如曾使用呼吸器的重症病人，跟那些症狀相對輕微的病人，同樣都可能出現長期後遺症。醫學檢查有時能診斷出如甲狀腺機能低下，或者缺乏維他命 D 等至少能解釋部分症狀的情況。不過對許多長新冠患者而言，標準的醫學檢查結果無法清楚交代大多數的症狀。所以，到底什麼才是導致長新冠的原因？為什麼有些人會出現這些症狀，其他人卻不會？為什麼不同的人身上會出

現不同的症狀？我們又該如何預測這些症狀會維持多久？醫學科學家正忙著試圖解答這些問題。許多理論被提出來，並且正在接受檢驗。許多治療方法獲得建議，也正進行實驗中。在本書成書之際，仍未有任何藥物獲准用於治療長新冠。但幸運的是，藥物治療並非我們對付這些症狀的唯一方法。

何謂「全人」照護？

醫學在理解、診斷和治療疾病方面已有長足的進步，不過我們仍有許多未解之謎。醫療專業人員和患者同樣難以接受這個事實。醫生們在設法判讀患者的難解症狀時並不總是那麼有效。有些長新冠患者表示，他們覺得醫生並不認同他們的經驗。有些人甚至不願再接受醫療諮詢，因為他們認為醫生不相信他們所說的話。不論我們能否解釋其原因，你身上的症狀和承受的痛苦絕對都是真實的。儘管我們尚未能完全理解，我們還是可以提供諸多幫助。

疾病常被人用過度簡化的詞語來描述，好比故障或機能失常的身體。有人或許會說，醫療照護的目標就是要找出故障的身體零件並予以修復，如同修車師傅修理一輛故障的汽車一樣。這種概念在某些情況下可以完美地適用，例如骨折，大致上是能修復的。但對於沒有簡單解答或治癒方法的

諸多病狀，包括長新冠在內，這樣的觀點卻顯得非常局限，沒有什麼用處。這種觀點未能考量到個人與其所處的環境，以及其他因素，這些都會影響疾病可能導致的獨特痛苦。「全人」照護的做法則考慮到生病的個人，以及患者生活中導致他們獨特病痛經驗的特定因素。在應急之道尚不可得時，唯有這種態度才能打開減緩痛苦的大門。我們都是複雜的生命體，我們的生理機制是由我們身邊的環境及我們所生活的這個世界形塑而成，因此在處理複雜的病狀時，也必須考慮到這個面向。牛津長新冠門診和其他許多新冠後遺症醫療服務都建議在治療中採取「全人」療法。本書中某些建議和練習的目的在於直接減輕可能正遭遇的特定症狀，也有些建議則是希望把重點暫時放在較一般性的方法上，以緩解痛苦和改善整體的生活品質。我們發現，同時從這兩種角度來處理問題，才有可能達到最理想的結果。

摘要

- 你所經歷的長新冠症狀很可能會影響到身體、情緒與社交等各個層面。

- 感覺不適可能影響到我們對自己的認知，我們能夠做到和做不到哪些事，我們的行為舉止，以及我們和身邊其他人的關係。

- 本書的目的是要幫助你應付所面臨的獨特挑戰，試著找到早日康復的方法，協助引導制定策略與技巧，減少長新冠對生活所造成的衝擊。

- 你正踏上一段前途不明的旅程，但我們希望這本書能成為值得你信賴的同伴，指點你邁向康復之路。

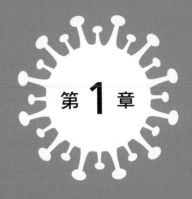

第 **1** 章

什麼是長新冠？

艾蜜麗・弗雷澤、海倫・戴維斯

　　「長新冠」一詞是由深受其症狀所苦的患者所創，本章中我們會探討長新冠的定義，並描述某些最常見的症狀。

> 「我在2020年3月出現長新冠症狀，當時我38歲，身體健康。假如你跟我那時的狀況差不多，一定很難理解長新冠到底有多可怕。我想大家的本能反應都是裝作沒看見，但拜託請一定要仔細看，這真的很重要。」

新冠肺炎的公認併發症

　　「長新冠」一詞被廣泛用來形容感染新冠肺炎4週後仍持續存在的不適症狀。據估計大約有10％的人會出現這些症狀，但症狀的範圍與嚴重程度因人而異。由於流行性感冒和肺炎等感染性疾病的康復期可能長達數個月，在確診新冠肺炎4週後還有許多人感覺不適，其實並不是那麼令人意外。不過，到了第12週，大部分的人都會覺得好多了，只是仍然有一部分人（或許也包括你）持續為這些症狀所苦，日常的活動也因此受限。因為蒐集相關資料的方法不同，所以很難準確判斷長新冠症狀纏身的患者比例，但長新冠造成的龐大負擔卻是非常明確的，光在英國就有成千上萬人飽受折磨。[1]

　　長新冠的症狀非常多樣，疲勞是最常被回報的症狀；其

他常見症狀還包括呼吸困難、認知障礙（包括記憶受損與注意力無法集中）、胸口和身體疼痛、頭暈、心悸與嗅覺持續失靈等，但還有許多其他症狀。有趣的是，最初感染期的病情輕重似乎無法預測後來是否會出現長新冠症狀。事實上，許多長新冠患者的肺炎感染症狀都相對輕微。

長新冠目前是新冠肺炎的公認併發症。然而長新冠的出現卻出乎許多醫療專業人士的意料之外。新冠肺炎疫情初期的焦點在於如何有效防止病毒擴散、治療急性感染和儘可能地挽救更多生命。一直到疫情爆發好幾個月後（許多人因為反應的時間太慢而感到失望），長新冠對公共衛生的重大衝擊才變得日益明顯。

事後回顧，長新冠的出現其實不難預測，理由有兩個：

1. 病毒是引發慢性病毒後疲勞症候群的已知因子（有近2/3的患者表示，他們在出現肌痛性腦脊髓炎（ME）／慢性疲勞症候群（CFS）的症狀之前，曾罹患過感染性疾病）。

---

1. 注：英國國家統計局（Office of National Statistics）統計英國民眾感染新冠肺炎後持續出現症狀的患病率。https://www.ons.gov.uk/peoplepopulationandcommunity/healthandsocialcare/healthandlifeexpectancies/datasets/prevalenceoflongcovidsymptomsandcovid19complications

2. 其他病毒性疾病大流行，例如流感（最早在1918年的西班牙流感大流行時就引起關注）與嚴重急性呼吸道症候群SARS（於2003年爆發，是由一種類似的冠狀病毒SARS-CoV所造成），都曾經引起類似長新冠的長期健康問題，包括疲勞、身體疼痛與認知障礙等。

長新冠的定義

長新冠的診斷是在排除其他可能因素之後，依據「典型」症狀所作出的判斷。長新冠的病例各不相同。有些人表示有一或兩種主要的症狀，其他人卻可能同時發生多種症狀。症狀有可能較輕微，也可能很嚴重，而且通常時好時壞，原本的症狀消失時，可能又有新的症狀冒出來。有些症狀似乎自成一個群集[2]，其他的症狀則互不相關，令人摸不著頭緒。英國國家衛生研究院（NIHR）已經記錄了超過205種症狀，不過實際上的症狀還可能更多。

> 「我的症狀是彼此相關的。我最嚴重的群集症狀顯然是神經精神方面的問題，包括同時發作的頭痛、頭暈、失眠與焦慮，此外還有腦霧。」

　　「長新冠」一詞是在這種症狀尚未獲得醫界承認之前，由患者們所自創的。這仍是最為一般大眾與醫學界普遍使用和理解的詞彙，本書也全面採用。不過目前也有人使用更正式的定義。在英國，感染12週後仍有症狀的人被稱為「後新冠症候群」（Post-Covid-19 Syndrome）患者。此項定義是由英國國家健康與照顧卓越研究院（NICE）所提出，內容如下：

　　　　「確診12週後仍出現無法由其他診斷解釋的持續
　　　症狀。通常是群集性症狀，症狀彼此重疊，時好時壞，
　　　全身所有的系統都可能受影響。」[3]

　　最近，在專家達成共識後（包括大型的病友倡議團體在內），世界衛生組織（WHO）已正式把長新冠命名為「後新冠症狀」（PCC）。這個解釋擴大了前述的定義；不但納入了各種主要症狀，也承認這些症狀對日常生活所造成的衝擊（但大體上非常類似）：

2.　編注：症狀群集是指2個或多個症狀同時發生。

3.　注：英國國家健康與照顧卓越研究院（2021）〈新冠肺炎快速指南：管理新冠肺炎的長期後遺症〉https://www.nice.org.uk/guidance/ng188/resources/covid19-rapid-guideline-managing-the-longterm-effects-of-covid19-pdf-51035515742

　　「後新冠症狀出現在嚴重急性呼吸道症候群冠狀病毒2型的確診者或疑似感染者身上，通常指新冠肺炎發病三個月後，仍有無法由其他診斷解釋且持續至少兩個月的症狀。

　　常見症狀包括疲勞、呼吸急促、認知功能障礙，以及其他一般而言會影響日常生活運作的症狀。這些症狀可能在新冠病毒急性感染期之後的康復期才新發，或者從一開始染疫起就持續發生。可能時好時壞，或者隨時間推移而復發。兒童適用於另一項單獨的定義。」[4]

　　其他的用語還包括了「新冠病毒急性期後症候群」（PACS），以及「新冠病毒急性期後遺症」（PASC）。它們指的都是同樣的症狀。

導致長新冠症狀的原因是什麼？

　　老實說，我們還不知道答案。

　　然而，我們確實知道，長新冠並非是由單一問題或「異常」所導致，患者在感染新冠病毒數月後仍持續出現這些症狀的原因也大不相同。其中有些原因還算是比較顯而易見的，特別是假如在染疫期間曾因重症而必須住院治療。

住院後出現的長新冠症狀

　　我們知道罹患嚴重疾病之後發生較長期的後遺症並不罕見。舉例來說，久住加護病房可能引發全身性的肌少症，而且通常會導致身體長期衰弱。重病後會產生的認知問題，主要是因為疾病本身帶來的重大衝擊，還有因此接受的救命治療所致。新冠肺炎重症導致肺部的受損會引發呼吸問題，也可能使患者更難從事體能活動。在生過一場攸關生死的大病之後，患者因為遭遇了極為痛苦的經驗，出現焦慮和創傷後壓力症候群（PTSD）等心理問題的風險也會增高，這並不讓人意外。

　　因感染新冠病毒而住院，通常表示感染狀況較為嚴重。因此，這些患者出現長期的症狀並非全然出乎預料之外。根據中國武漢的一項大型研究顯示，大部分患者出院六個月後仍至少有一種持續的症狀。最常見的症狀為疲勞、肌肉無力與睡眠障礙（表 1 中列出了所有症狀）。

表 1

1733名患者在接受新冠肺炎治療出院6個月後回報的最常見症狀列表

症狀	6個月後仍受影響的患者百分比
疲勞	63
運動時喘不過氣 [5]	26
睡眠障礙	26
掉髮	22
嗅覺障礙	11
心悸	9
關節疼痛	9
食慾不振	8
味覺障礙	7
頭暈	6
腹瀉或嘔吐	5
胸痛	5
喉嚨痛或吞嚥困難	4

（引自黃朝林博士等著《刺胳針》〔*The Lancet*〕397 (10270), January 2021, pp. 220-232）

5.　注：依據改良呼吸困難指標（mMRC）所得到的結果。

輕症患者的長新冠症狀

　　輕症患者出現長新冠症狀的原因仍不為人所知。研究人員已提出一些「風險因子」，顯示某些族群比較容易出現長期後遺症，但仍無法解釋為什麼在性別、背景與健康狀態相同的情況下，有些人能夠完全康復，另一些人卻在染疫數月後仍持續與後遺症搏鬥。

　　我們同樣也不清楚，為什麼這些症狀可能隨著時間而逐漸演化和改變。我們經常在門診裡遇到患者表示自己已經好多了，甚至可以回去工作和運動，但數週或數月之後，他們的長新冠症狀卻再度復發。這種現象已經普遍到足以在世衛組織對長新冠的定義中得到承認（見第46頁）。此外，與我們的經驗相呼應的是，英國的一項調查發現，長新冠患者當中有3/4的人會逐漸產生在初次染疫時並不存在或不明顯的症狀。

> 「長新冠就像是一種詛咒。身體和大腦都不對勁，而且在不同的日子會感覺到不一樣的不對勁法，完全無法預料，讓人坐立難安。狀況好點的時候會懷疑自己；狀況不好的時候會懷疑一切。這種病反覆無常，看不到盡頭而且邪惡。」

　　所以說，輕症患者為何也出現長期後遺症，目前顯然找

不到一個簡單明瞭的解釋，對長新冠患者與醫療專業人士而言，這種狀況所引起的疑惑比答案更多。

　　儘管仍有太多疑團待解，目前已有人提出幾種長新冠理論並正進行研究中。這些理論包括（但不限於）：

- **自體免疫疾病的病程觸發**。自體免疫疾病是由於免疫系統出現異常，把身體的某些細胞和組織視為「異物」並對其發動攻擊所造成。類風濕性關節炎與全身性紅斑狼瘡都是自體免疫疾病。

- **長期的低度發炎**。在感染新冠病毒後，發炎的症狀會持續數週到數月之久。有一種假說主張，身體低度發炎可能是體內殘存的病毒或病毒物質所導致，但因為病毒的濃度太低，所以無法在常規檢查中被檢驗出來。

- **新冠病毒引起的神經損傷**。有些長新冠患者所形容的症狀，顯示其神經系統的某些部分可能無法正常運作。例如在極為輕度的身體活動後心跳卻異常加速，顯示神經系統中負責控制自主功能的自律神經系統可能受損。病毒究竟如何造成這些破壞目前仍不清楚，但這是感染其他病毒性疾病之後的一種已知現象。

- **多重器官損傷**。使用全身磁振造影（MRI）所進行的研究結果顯示，部分新冠肺炎患者體內的不同器官會在感染數月後仍持續出現異常。這種狀況目前無法解釋，但其中一種可能是器官發炎，或者負責供給器官血液的較小血管中

出現了微血栓所導致。然而在這些MRI研究結果與症狀的存在之間，尚未建立起明確的關連。

長新冠的常見症狀

長新冠患者已經回報了200種以上的症狀。有好幾種症狀出現的頻率來得更高一些。在我們的經驗裡，疲勞、腦霧與呼吸困難是門診患者中最常見的主訴症狀。

針刺感　頭痛
頭髮與指甲變化
疲勞　嗅覺喪失
胸部和身體疼痛　頭暈
耳鳴　咳嗽　呼吸急促
心悸　發燒　焦慮
腦霧　喉嚨痛
睡眠障礙　皮疹　情緒低落
腸胃道不適

我們現在來看看長新冠最普遍的症狀。關於如何管理這些症狀的實用建議和指引，是本書接下來的主題，依主要症狀各自成章。下文中列出的症狀並非詳盡無遺，但希望能讓你對我們在長新冠門診遇到、可能正困擾你的較常見問題有進一步的理解。

疲勞

> 「疲勞根本不足以形容我過去至少一年當中每天都得面對的精疲力竭感，是讓人懷疑人生的那種。就像一顆完全沒電的電池，連睡眠也無法替它充電。就好比我過去所遇過最嚴重的時差與宿醉，同時一起發作。每一天、每一晚，沒有休止。」

疲勞可能讓人元氣大傷，而大多數長新冠患者都曾經歷過（在某些調查中的比例高達80％）這種症狀。疲勞的定義不一而足，但長新冠患者通常形容其為一種強烈的全身無力感，身體和心理都感到極度的疲倦和虛脫。雖然在運動或辛苦勞動一天之後會覺得疲累很正常，但長新冠的疲勞症狀卻不會消失，就連做一些原本輕而易舉的小事也會讓狀況惡化。許多長新冠患者甚至發現，他們的疲勞與其他症狀會在肢體活動或運動後變得更糟，這就是所謂的「勞動後倦怠」（Post-Exertional Malaise, PEM）。

　　造成疲勞的因素很多，一般人可能會因為一種以上的原因感到疲倦。慢性病、睡眠品質不佳、體能活動減少、貧血和憂鬱症等都是常見的疲倦肇因。表2中列出了一些其他的常見原因。

表 2

在臨床評估長新冠患者時可能納入考慮的疲倦常見原因

症狀
病毒後症候群（包括長新冠與感染性單核球增多症）[6]
睡不好
藥物（尤指某些舊型的抗組織胺、乙型阻斷劑、抗憂鬱藥物，以及止痛藥物如嗎啡）
物質濫用（包括咖啡因、酒精和大麻）
焦慮症、憂鬱症與創傷後壓力症候群
風濕性疾病，包括肌纖維痛、全身性紅斑狼瘡、風濕性關節炎
內分泌疾病（尤其是甲狀腺低下症）
貧血
慢性疾病，包括影響心、肺、肝、腎與神經系統的疾病

6.　審訂注：post-viral syndrome，慢性疲勞症候群（CFS）常見原因之一。

疲勞會對生活的所有面向帶來毀滅性的影響。工作能力可能因此受限，也沒有辦法好好享受休閒活動，就連日常生活中的簡單任務如洗衣和穿衣都可能做不到。疲勞還可能影響到生活裡的其他層面，例如人際關係、家庭生活與財務狀況。病況最嚴重的患者可能無力照顧自己和子女，或者其他需要照料的家人。疲勞也可能會影響情緒和幸福感，許多人毫不意外地出現情緒低落、憂鬱或焦慮的症狀。我們會在第2章中討論應付疲勞和保存體力的實務建議。對於有勞動後倦怠症狀的患者而言，設法重新開始運動恐怕又是另一個難題。我們會在第3章裡提出相關的指引。

> 「我的低潮期：一開始，我病得不支倒地、全身發抖，被救護車送進急診室。一年後，我甚至沒有力氣走出家門。以前我是馬拉松跑者，但現在我只要步行700公尺就會引起嚴重復發。」

記憶與認知問題（腦霧）

在罹患任何重病之後，發生認知問題其實是相當常見的。曾住進加護病房的患者特別容易出現這種狀況。事實上，「加護病房症候群」（Post Intensive Care Syndrome, PICS）一詞正是用來形容患者轉出加護病房之後所可能面臨的健康問題，包括記憶、注意力、解決問題和處理複雜任

務的能力受損等困擾。

　　然而，不少長新冠患者先前的感染狀況卻相對輕微。那麼，他們之所以會產生認知問題很可能有另一種不同的解釋，這也正是需要積極探索的領域。這些症狀通常被稱為「腦霧」，多半和記憶、注意廣度以及資訊處理的問題有關。我們在門診遇到的病人常提到他們的思考速度變慢、老是忘東忘西，以及無法說出正確的字眼。腦霧與疲勞常常一起出現，很少人只出現其中一種症狀。我們在第 2 章與第 8 章中都提供了實際的策略來應付腦霧。

> 「腦霧有點像是『極度的』睡眠剝奪——記住，睡眠剝奪其實是一種酷刑——但卻不能靠好好睡一覺來擺脫腦霧。那感覺就像在濃霧裡迷失方向，卻感知到周圍的黑暗形影……」

喘不過氣

　　喘不過氣（或者呼吸急促）的醫學術語是呼吸困難（dyspnoea），其定義是「呼吸很困難或費力」，不過患者會用許多不同的方式來形容這種感覺。最常見的說法包括：

- 感覺胸口很緊或有壓迫感
- 必須很費力才能吸到一口氣
- 吸氣有困難，或者深深吸氣時很吃力

- 意識到必須提醒自己記得要呼吸
- 感覺吸不到足夠的氧氣

「肺部像有火在燒，裡面好像塞滿了麵粉，沒辦法完整地吸一口氣，或者感覺到完整的一口氣。整整六個月。我絕對無法忘掉那種窒息的感覺。日日夜夜都是如此。」

　　假如從事劇烈運動，呼吸會變得用力和急促是正常的生理反應。事實上，從事一定程度的運動時，每個人或多或少都會覺得呼吸有點喘，因為增加呼吸速率能讓身體吸進更多氧氣。但如果在從事原本可以輕鬆完成的活動時變得喘不過氣，或者發現日常作息因為呼吸困難而處處受限，那就麻煩了。經常喘不過氣可能引起嚴重的（而且是可以理解的）擔憂和焦慮感。完全沒來由、或者在休息時發生的呼吸困難特別讓人驚慌。

　　呼吸困難也是長新冠常見的症狀之一。當一開始感染新冠病毒，一定程度的呼吸不順是正常的，不過這種狀況通常會隨著身體逐漸康復，在幾週後自然消失。然而假如是長新冠患者，可能發現呼吸不順的狀況並沒有隨著時間而改善；又或者狀況原本已經改善，或是根本沒有呼吸的困擾，卻在染疫的數週或數月後復發或突然出現。這很可能是你最主要的症狀，有時候就連從這個房間走到另一個房間，或者爬幾階樓梯都會覺得吃力。相反地，呼吸不順可能是相對較輕微

的症狀，雖然始終沒有完全消失，狀況時好時壞，卻不比疲倦與腦霧等症狀來得問題大。

值得記住的是，在生病之前，假如在勞累或睡眠不足的狀況下去運動，就可能感覺比較吃力。長新冠也是如此。許多人形容當他們的疲勞程度加劇時，也會感覺呼吸變得更困難，要把這兩種症狀分開來非常不容易。

我們在門診遇到喘不過氣的病人時，會小心地詢問病史並進行重點檢查（如果實際情況許可），以協助判斷可能的病因，再決定接下來的處理方式，包括是否有必要做更多檢查。

根據我們的經驗，那些在染疫期間不需要住院治療的新冠肺炎門診病患，很少找得到心臟或肺部受損的臨床證據，常規檢查的結果通常都是正常的。雖然說在感染新冠肺炎之後有時會突然出現氣喘或呼吸道疾病，但這似乎無法解釋多數人的呼吸問題。對於造成呼吸困難的原因，還有很多未知之處，不過我們確實知道，許多人會在染疫之後會發展出一種不正常的呼吸模式（稱為「呼吸模式失調」），這可能會使喘不過氣的狀況更為惡化。第3章裡提供了一些管理呼吸困難的實用辦法。

另一方面，假如在染疫期間曾經住院，特別是病情曾經十分嚴重，必須接受重症療護的話，後續的檢查可能會發現肺部有長期的異常。我們在本書最後的附錄三中列舉了可供評估有呼吸困難症狀的新冠肺炎患者所做的的檢查類型。

咳嗽

咳嗽是新冠肺炎的典型症狀，通常會在感染後持續好幾週。不過對某些人而言，咳嗽的時間還可能持續更久。在上呼吸道感染（包括感冒、流感或新冠肺炎）之後出現病毒感染後咳嗽十分常見。然而，如果咳嗽持續超過8週，就需要由醫護人員進行評估，找出其他或更多的病因。病人可能會接受胸部X光檢查，端視咳嗽的性質，還可能要做額外的檢查，例如肺量計（spirometry）或肺功能檢查（請見附錄三）。我們在第3章裡提供了協助在罹患新冠肺炎後自我照護慢性咳嗽的相關建議（當其他病因已經過評估或者治療時）。

睡眠障礙

睡眠障礙也是長新冠最常見的症狀之一。在染疫之初，許多人發現他們需要更多的睡眠，這是感染後的正常生理反應。雖然睡太多後來也可能變成問題，多數長新冠患者的困擾卻剛好相反。晚上睡不著或者很難一覺睡到天亮，才是患者最常見的主訴，他們的睡眠通常斷斷續續，睡醒後也覺得精神不濟。有些人會做異常逼真的夢或是惡夢，在急性感染期發生重症的患者尤其如此。第4章中會討論有助於解決長新冠睡眠問題的方法。

情緒低落和焦慮

許多患者，很可能也包括你在內，在出現長新冠症狀之前身體結實健康，也幾乎沒有已知病史。工作和家庭生活可能很忙碌，但可以巧妙地在兩者之間保持平衡。最嚴重的長新冠症狀卻可能讓最基本的日常活動都變得益常困難，或者無法做到。往日能夠帶來樂趣的活動，例如社交和運動等，也可能因為疲勞和其他症狀導致的全身乏力，變得想都不敢想。工作就業也可能受到波及，因為你可能無法遵守正常的上班時間，甚至無法再工作。

這些影響可能讓自信心和自尊受到重挫。再加上社交互動大幅減少，又覺得其他人無法理解，都可能導致你備感孤立或寂寞。壓力也可能是其中一個重要因素，因為健康始終不見好轉，自然讓人覺得氣餒，而這又會對原本的症狀產生負面的回饋，妨礙復原的速度。長新冠所導致的情緒及許多其他問題，會讓人心情低落，覺得焦慮或憂鬱。第6章中會仔細討論長新冠對心理健康造成的衝擊。

「疲勞根本無法充分形容這種經驗。疲勞意味著你少了一部分。比以前少了些什麼。沒辦法，就是下不了床。這不是心理的問題（儘管疲勞的確可能導致憂鬱症）。你的身體，在肉體的層面，就是一點力氣也沒有。」

嗅覺障礙

> 「出院之後的六個月內，我始終會聞到一股怪味。那味道很噁心，好像是某種腐爛的東西，而且縈繞不去。這讓我胃口全失，吃飯時非常痛苦。然後它又突然消失了，我想不起來速度有多快，但我的嗅覺和味覺現在已經恢復正常。真是讓人鬆了一口氣。」

在新冠病毒確診者中，大約有半數會發生嗅覺喪失的症狀。大多數人的嗅覺在急性感染期後很快就恢復正常。不過，根據英國全國的統計資料顯示，幾乎有1/10患者的嗅覺喪失會持續數週，更少數的人則可能長達數月，復原的速度非常緩慢，有時候甚至無法完全恢復正常。我們的嗅覺系統負責蒐集食物裡的各種味道，所以嗅覺喪失同時會影響到我們的味覺，繼而對胃口和進食的愉悅感造成影響。嗅覺受損可能嚴重降低生活品質，門診裡的許多患者都覺得這是最糟糕的症狀之一。

新冠病毒確診後可能出現不同類型的嗅覺異常問題。有些人發現他們的嗅覺減退（hyposmia），其他人則是嗅覺改變，通常是令人不舒服的嗅覺倒錯（parosmia）[7]。比較罕見的還有源自於大腦的幻嗅症（phantosmia），患者表示總是會聞到一股令人不快的怪味，包括焚燒紙張、汽油的味道和菸味。第7章裡會詳細討論嗅覺障礙，以及有助恢復正常

嗅覺的辦法。

胸痛

　　胸痛也是長新冠的常見症狀之一，而且有非常多種變化。有些人會形容像是「肺部灼燒」，也有些人形容疼痛感集中在胸腔的特定部位，例如在兩塊肩胛骨中間、心臟的周邊或集中在同一側。疼痛感可能在胸部到處遊走，疼痛的性質也可能改變。患者可能同時感覺到一種以上的疼痛。這些疼痛可能是刺痛、鈍痛、感覺緊繃或者受到擠壓。可能逐漸出現，也可能突然發生，讓人必須馬上停下來。假如有胸痛的症狀，可能會發現，當疲倦和呼吸困難等其他症狀造成困擾的時候，胸痛的情況也會加劇。

　　先接受醫療評估以排除嚴重的心肺問題，這一點很重要。不過值得安慰的是，這些問題在未曾因新冠肺炎住院的患者身上相當少見。患者對胸痛的描述有時也能幫助我們找出疼痛的源頭（比方說是影響肌肉、骨骼或肌腱的肌肉骨骼問題，或是肺部內膜附近發炎）。但更常見的情況是，這些疼痛的來源不明，檢查通常也無法找到答案。我們在第 8 章裡提供了管理胸痛的有用方法。

7.　審訂注：本該聞起來吸引人的事物，卻成為反感，如香烤牛排的氣味變成腐肉一般。

心悸／心跳過快

　　許多長新冠患者形容，他們會明確意識到自己的心臟在跳動（通常被稱為心悸），連帶感覺心跳加速（被稱為心搏過速）。這種感覺有時是發生在站起身的時候，也可能伴隨著頭暈出現。這些症狀並非長新冠所獨有，罹患其他病毒性疾病之後也會出現。做心電圖之類的檢查（ECG）可以證實心跳速率過快，卻不怎麼能揭露其他的異常。假如有心悸的症狀，會知道這種感覺非常不舒服，而且還會引發嚴重的焦慮感。這段時間下來，我們已經了解到長新冠患者的心悸症狀幾乎都沒有致命風險。第8章中會深入討論心悸的性質以及實際的因應辦法。

頭暈

　　頭暈、眩暈與失去平衡的症狀通常會在急性感染後數週的康復期自然消失，不過某些長新冠患者也可能持續或間歇性地出現這種症狀。現在還未能完全釐清為什麼有人會長期受頭暈所苦，有些病例可能有不止一種的解釋。所幸這些症狀雖然令人感到相當不適，卻很少顯示身體有潛在的重大疾病。第8章裡也提供了罹患新冠肺炎後針對頭暈與平衡問題進行自我管理的資訊。

腸胃道不適

　　長新冠患者曾經回報出現腹瀉、便秘、腹脹及噁心等腸胃道症狀。目前造成腸胃道不適的原因仍然不明，但這些症狀的確需要先進行醫療評估。在排除其他原因後，可以採取第 8 章提到的實際措施幫助減少腸胃道不適所造成的衝擊。

頭髮、指甲與皮膚的變化

　　在感染新冠病毒後，頭髮、指甲與皮膚出現變化也很常見。尤其是入院治療後，很多人都表示發生掉髮或指甲變化的問題。這是罹患急性疾病之後的已知現象，第 8 章裡也有更多討論。

發熱

　　間歇性發熱也是長新冠的已知症狀，在最初感染後的數個月內都可能持續發生。不過值得注意的是，長新冠所引起的發熱是一種排除式診斷，這表示首先必須先排除其他可能的病因。因此我們會建議患者接受完整的醫療評估，並進行包括血液、尿液與 X 光等檢查，有時還可能再做更詳細的造影檢查。假如找不到其他原因，長新冠導致的發熱通常會在數月之後消失，不過偶爾也可能持續超過一年。

長新冠的臨床評估

　　隨著我們對長新冠的了解越多，我們在專科醫療中心內對患者進行評估和提供建議的方式也持續演進。我們已能熟練地辨識出主要的症狀，以及許多較少見的症狀。我們現在知道，多數患者不必進行精密的檢查，而可能只需經過簡單的「篩檢」就可以確診。長新冠門診的臨床醫師最重要的任務之一就是要仔細詢問病史，並思考造成患者症狀的其他或更多解釋。附錄三中列出了假如去看醫生，或者到新冠後遺症門診就診時，醫生可能會考慮進行的一些檢查。

　　是否需要接受專科醫師評估，最主要是取決於你的症狀，以及這些症狀對生活造成的影響。假如在新冠肺炎確診後出現長新冠的典型症狀，而且症狀又相對輕微的話，也許可以在家裡設法自我療癒。其實，有一大部分患者的長新冠症狀都會逐漸自行好轉，不需要醫療介入。

　　雖然我們仍迫切需要去理解長新冠的生物驅動因素，並研發出更完善的治療方式，我們同時也明白，許多借鑒自其他慢性疾病的復健和因應策略，是協助患者重返健康的關鍵工具。我們在長新冠門診裡的大部分工作都是提供患者相關的知識、技巧和策略，讓他們能更有效地應付症狀。已有越來越多人自長新冠症狀中康復，無盡的黑暗後終見曙光。本書是我們在門診中累積的工作成果，目的是提供你經過反覆

驗證的實際建議，協助持續邁向康復。

> 「長新冠是一段嚇人且孤獨的旅程。我從來沒有覺得這麼脆弱過，我坐在床邊痛哭的次數超過這輩子哭泣次數的總和。這些讓人無比痛苦的症狀既找不出原因，也無藥可醫。根本是披著病毒外衣的邪惡催狂魔。
>
> 但是。好歹也有個但是，但是我的確感覺好多了。速度很緩慢，但是我的確好多了。撥雲見日，我比過去更了解自己的身體。我也把生活步調放慢下來。我這一路上遇見了許多戰士、倖存者和鼓舞我的人。而我感覺好多了。」

> 「我現在已經好多了。我大概已有6週沒有出現任何症狀。這是什麼意思？嗯，對我來說，這就是一切。感覺像是奇蹟出現。不過，除此之外，它不代表任何意思。不代表你可以忽視長新冠的存在。」

摘要

- 長新冠是一連串複雜的症狀，可能發生在任何人身上，不分年齡與性別，也不論感染新冠病毒時是重症或輕症。
- 這些症狀五花八門又時好時壞，而疲勞、腦霧與呼吸困難是最常見的問題。
- 到專科醫療院所接受臨床評估有助於確診，也可以得到有助復健的建議，不過並非必要。
- 長新冠發生的原因仍有許多未知之處，但隨著我們對其生物學基礎的理解更為深入，或許可以找到更多具體的實證療法。
- 跟對付所有的慢性疾病一樣，長新冠症狀管理的主要焦點在於提供務實的建議、策略與技巧，幫助你應付這些症狀，同時讓身體有時間可以復原。

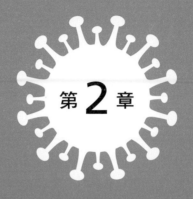

第 **2** 章

疲勞管理

瑞秋・羅傑斯

本章說明我們經常使用在長新冠門診患者身上的疲勞管理步驟。設計這些策略的目的是要幫助理解自己的疲勞感，指引你管理自己的日常活動和能量時，讓你的生活更輕鬆，成為康復路上的後盾。

何謂疲勞？

疲勞是一種很難形容的症狀。難上加難的是讓那些不覺得疲勞，或者從未經歷過疲勞的人能夠意會。

為慢性疲勞所苦的患者經常表示，假如他們試著告訴別人自己的疲勞狀況，常常會得到類似回應「哦對啊，我也很心累」，或者「我也累過，哈哈」。

常見的描述是：「那是一種很沉重的感覺」，或者「我覺得自己像是在混凝土裡掙扎前進」；也有人形容好像「每天都在重感冒」。即便是這樣仍不足以表達患者因疲勞而感到的心神衰弱。

> 「疲勞真的很難對付。別人看到我會說我『看起來很好』，但其實我自己卻感覺體力盡失，身體極度不適。我無法完成一天的工作量，覺得自己表現不力。我常常在下班後立刻累到睡著，然後第二天同樣的情況又會重來一次。」

　　每個人都有過疲累的經驗——比如一天結束的時候、劇烈活動之後或者晚上沒睡好的時候。這種疲累感在好好睡過一覺之後，或者翹腳放鬆個半小時喝杯茶，又或者把生活步調放慢幾天，多半就會消失了。

　　然而，這裡的疲勞症狀遠遠超過了普通的疲累感，它不只是身體上的感受，也是認知性的（心理的）狀態。它是持續的（慢性的），不論休息或者睡了多久，也恢復不了。它會造成身體衰弱，甚至可能對日常活動產生嚴重的干擾。假如有疲勞的症狀，不只是感到精疲力竭或者疲累，而是真的生病了。

　　重要的是要記住，感染後出現疲勞的症狀相當常見，在身體復原之際，這種疲勞感還可能持續數週。不過某些人的疲勞症狀甚至可能拖延數個月之久。

　　儘管目前沒有特定的藥物可以治癒或治療疲勞症狀，還是有很多方法能夠幫助管理你的能量程度，為身體的復原提供正面的助力。不過這也意味著，現在可能得用跟以前不太一樣的方法來做事。

　　「學習如何用不同的方法去做事，調整做事的步調，每週或每個月都要認可自己的進步，而不是拿現在的狀況去跟染疫之前的自己相比，這是多麼痛的領悟。以往得了感冒或流感的時候都會努力硬撐過去。但在新冠肺炎之後，我吃了很多

> 苦才學到，硬撐根本是不可能的，因為這只會導致身體崩潰
> 和某些症狀復發，尤其是疲勞和呼吸困難。」

一種熟悉的症狀

　　雖然我們還在努力進一步理解長新冠，我們對疲勞這個
症狀並非全然陌生。疲勞是許多其他疾病的症狀之一，多發
性硬化症、帕金森氏症、甲狀腺機能低下症，當然還有肌痛
性腦脊髓炎／慢性疲勞症候群（ME／CFS）的患者，他們
最主要的症狀就是疲勞。在罹患感染性疾病、動過手術和經
歷重大疾病如心臟病發作或中風的康復者身上，疲勞也是很
常見的症狀。

　　本章中概述的能量管理方法適用於上述所有的狀況，可
以採用這些技巧來幫助自己克服長新冠。

> 「最重要的是記住，你現在的感受並非永遠不會結束。情況
> 的確會隨著時間而好轉。我發現每天慶祝小小的勝利真的能
> 夠讓人更有動力，不論這些勝利有多麼微不足道。活在當下
> 才是關鍵，別去擔心明天或三小時之後會覺得怎麼樣，只要
> 專注於眼前，以及如何利用這一刻成就康復之路。」

你的能量怎麼了？

　　思考疲勞問題的方法之一是去想像一顆手機電池。在長新冠症狀影響下，這顆電池的容量變得比原先小了很多，狀態也不太好。在生病前或許有一顆容量更大、品質更好的電池，讓你能夠順利地渡過一整天或一整週，根本不必擔心續航力。這顆電池會定期自動充電，只要放鬆或睡個好覺，就能輕鬆充飽電力。但是，現在你得要認真想想這顆電力衰退的電池，思考一下：

- 要如何妥善使用電池裡既有的電力？
- 要如何讓電池持續充電？
- 要如何逐漸改善電池的品質和容量？

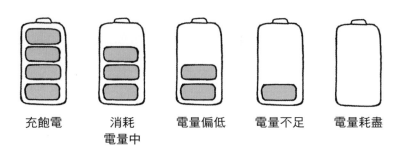

| 充飽電 | 消耗電量中 | 電量偏低 | 電量不足 | 電量耗盡 |

3P 原則：
決定優先順序─計畫─調配生活步調

　　這個 3P 原則是你開始思考如何管理疲勞症狀時的有用方法，在閱讀本章時請牢牢記住這些原則。

優先順序（Prioritising）

　　當我們的健康出狀況時，重新檢視生活中大小事的優先順序，考慮一下是否需要在某些地方做些調整，通常會很有幫助。回想一下那顆電池，它現在的容量比原來小得多：生活裡是否有任何地方可能節省一些能量？為什麼要浪費現在既有的能量？把它節省下來，用在那些你認為更重要和有意義的刀口上。

　　你可以考慮的調動或改變包括：

- 透過網路購物，而不要親自去逛超市。
- 搭乘交通工具，而不要走路去上班。
- 接受別人要幫你打理家務的好意。

「接受幫助，只要有人願意幫忙，放下說『不』時伴隨而來的罪惡感。對你最重要的人，到頭來還是會陪在你身邊，允許他們幫你也能讓他們感覺自己很有用處，我們的家人看著我們生病受苦，又沒辦法替我們消除病痛，心裡一定也很不好受。看到他們因為幫得上忙而高興，也是給自己打氣，你會感受到他們的愛與支持，這為你創造了一個可以療癒的安全空間。」

　　為了釐清優先順序，可以問問自己下列的問題：

- 什麼是一定要做的？
- 什麼可以先等一等？
- 什麼其實是不必要的？
- 什麼是可以從清單上完全刪除的？
- 什麼是可以請別人代勞的？
- 我最想把力氣和時間花在什麼事情上？

　　此外，你可能也該思考一下是否給了自己太多不必要的壓力。假如向來自我要求很高，或者堅持一定的行事作風，你可能會覺得長新冠對心理層面的影響那一章很有幫助。

「在可負擔範圍內儘量把事情外包，而且要覺得心安理得。假如做不到，那就對自己好一點、寬容一點。假如這個月沒

> 辦法換床單——沒有關係。假如得靠冷凍食品果腹，那也無所謂。你只需要對自己負責，不必去管其他人會怎麼想。」

計畫（Planning）

先計畫好今天要做些什麼，再去執行這些活動，這是管理那顆電池裡既有電力的一種有效方法。這個方法不但適用於重要場合與任務，也可應用在芝麻瑣事上。

可以參考的例子：

- 假如覺得去看醫生很吃力，能不能在既定的門診之後安插一些恢復的時間？
- 能不能把那通重要的電話或工作會議，排到你一天當中精神比較好的時段？
- 假如在晚上比較有精神，能不能把早上的淋浴時間改到晚上？
- 假如到了下午就容易覺得累，能不能在那之前撥出一些時間休息，做一點放鬆的運動，讓你接下來比較有精神？
- 假如自己煮飯，能不能批量烹飪並冷凍保存一些？
- 假如很喜歡購物，能不能一次只去一到兩家店，然後就回家休息？
- 那場社交活動，能不能只出席一小時？
- 有沒有朋友或家人可以開車載你去參加活動？

調配生活步調（Pacing）

你可能聽過配速這種技巧，但不清楚實際上到底該怎麼做。

一般來說，配速指的是把做事的步調調到略低於你的最高能量，以確保你有足夠的能量去進行一項或多項活動。運動員經常使用這種方法來讓他們的能量運用達到最理想狀態。大型比賽中的配速員負責協助跑者或自行車手嚴格遵照一定的速度前進，以保持耐力，免得選手不小心把力氣用盡，不得不退出比賽。你可能還記得伊索寓言裡的龜兔賽跑故事：最後是行動緩慢的烏龜獲勝，而不是動作敏捷的兔子，這則寓言的教訓就是欲速則不達，穩健緩步前進反而可能比迅速卻魯莽的行動更能達到目標。

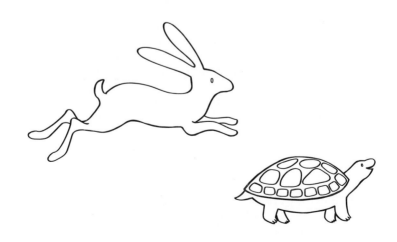

> 「我發現把步調放慢感覺很舒服。我的生活一直都很忙碌，常常沒時間停下腳步欣賞身邊的事物。長新冠強迫我慢下來，停下來用不同的方式觀看和感受四周的世界。當你有時間好好吸收這一切，會發現世界其實非常美麗。等我完全康復之後，我仍會記得要把握當下，我對自己能夠順利活下來心存感激，這也讓我變得更謙遜。」

然而，當我們仔細觀察能量管理的整體狀況，就會明白重點並非僅為某一種活動調配速度，而是一種更廣泛的概念。配速的目的是要在活動與休息之間製造出平衡的狀態。

在實務面上，這表示你應該做一點點事情然後就休息一下，做一點點事情，然後再休息一下。過去可能可以在白天一口氣連著做好幾件事，晚上回家後躺在沙發上休息，最後再上床睡覺，第二天起床就又精神飽滿，準備好再來一個循環。但現在因為你的電池容量已經變小了，所以你得在一天當中不斷地定時充電。這或許表示你必須把一件事分成好幾段來做，比方說，與其用吸塵器一口氣吸完全家的地板再坐下來休息喝茶，不如一次只打掃一個房間，然後就休息。你甚至可能發現，現在連打開吸塵器的力氣都沒有，這樣的話，請回到「優先順序」的段落（p.78），即使別人可能達不到你平常的標準，也要考慮請人協助處理家務。

調整生活步調也適用於認知（心理）層面的工作——這些工作同樣會消耗電池的電力。與其坐在電腦前工作2小

時，你現在可能每30分鐘就得停下來休息。有些人認為，設一個鬧鐘提醒自己每個整點暫停5分鐘，每一小時都如此，對他們非常有幫助。

假如可能的話，把一天當中的認知和肢體的工作交替著做。這樣比較不會耗損電池的電力。一口氣長時間地從事肢體或認知活動，可能榨乾你的元氣。

知道何時該停手

你以前可能從來不需要考慮停止點的問題。當你的電池容量還很大的時候，總有足夠的能量來撐過一整天。缺乏能量有時會讓人非常挫折、壓力山大，尤其是當你還有想要做或者必須做的事的時候。不過，暫停也是調配生活步調的一環，先想想在什麼時候該怎麼停下來，才不會把電池裡的電力用光。經驗告訴我們，假如手機已經完全沒電，除非先把電池充電到某個程度，否則手機連開機都不能。假如在電池電力完全耗盡之前持續替它定時充電，電池裡就始終會保有一些能讓你去處理事情的電力。

聆聽身體的聲音並觀察身體對活動的反應，是有助於了解適當的停止時機或者設下限制的第一步。你可能留意到，如果在某項活動上用力超出限度，身體馬上就會有反應，也就是在事情做到一半的時候就覺得累了或者全身乏力。又或者你的身體會出現延遲反應——在做事的當下覺得一切都沒

問題，但到了當天稍晚或者第二天，卻會精疲力盡。這就是所謂的勞動後倦怠（post-exertional malaise）。漠視身體發出的警訊或許很容易，但一陣子之後你就會學到不要太過用力，以免把電池的電量耗光，造成勞動後倦怠。

理解這個過程，並運用從身體的反應中所學到的教訓，可以幫助你儘早摸索出停止和休息的可靠方法，例如對時間或工作量設限。比方說，假設你從經驗中發現，閱讀10分鐘之後專注力就會降低，沒辦法讀進和記住剛剛看過的文字，覺得腦子裡霧煞煞，你知道這就是該停下來的時候，不要再繼續硬撐。再假設你知道在整理花園一整天會讓你接下來得躺平兩天，你可以把目標設定成只要清理院子裡的一個小角落，然後就結束一天的工作。

透過**分段**，把事情拆解成更小的時間或工作單位，同時堅守停止點，你就能儲備一些額外的能量，在你有需要的時候派上用場。

調配步調的一些有用原則：

- 做一點點事然後就休息，再做一點點事然後就休息。
- 在一天當中交替著做認知的和體力的工作，中間還要安插好幾段休息時間。
- 學會「分段」──把事情分成更小、更容易處理的單位。
- 在開始前就先設好上限或終點──不然很容易會在做事的當下得意忘形。

- 用鬧鐘來提醒自己停下來。
- 慢一點——學著當烏龜！

> 「相信這個過程，不要跟自己的身體作對。認真學習聆聽你的身體。重點在於學習對你有用的方法。當我真正開始觀察身體時，我就能對身體的需求做出更適切的回應。」

休息

　　我們已經說明，在現階段很重要的是，要調整做事的節奏，讓你在身體和心理活動之間保持平衡，並在中間安排休息時間。但休息到底是什麼？不同的人可能有不同的答案，休息也很常被人誤解，或者未受到應有的重視。有些人似乎很擅長休息，其他人卻可能發現自己很難停下來，甚至不覺得休息有什麼重要。

　　以下是休息的一些定義：

- 「停止工作或動作，以便放鬆、睡覺或恢復力氣」
- 「獲准停止動作，以便恢復力氣或健康」[1]

1.　注：定義取自《牛津語言》（*Oxford Languages*，Google 的英語字典）。

思考一下休息與輕度活動之間的差異，或許是個好主意。很多人以為自己在休息，但其實我們仍在做一種輕度的活動。看書或翻閱雜誌、看電視、滑手機：這些都是輕度活動，雖然不需要花費太多能量，不過還是會耗損一些力氣。適當的、修復／療癒式的休息，可以給你的電池添加一些電力——替它充電。休息是活動的「暫停」。這可能是放鬆練習、呼吸練習、靜坐技巧、正念練習、修復瑜珈，又或者是安撫感官的技巧，例如手機的環境音播放軟體、電熱毯或者芳香療法。找出對你**真正**有效的休息方式。如果能在臥室以外的地方休息是最好的，這樣就能把臥室保留給睡覺專用。

許多人對於停下來休息會有罪惡感，或者認為休息是不好的事。這想法可能有礙你休息。假如這種想法聽起來很熟悉，試著重新思考、用正面的態度看待休息這件事。休息的時候並不是一事無成，而是正在充飽你的電池。這麼做對自己（以及身旁的人）都大有好處。

> 「在仔細檢視一天的活動之後，我才發現自己幾乎都沒怎麼休息。我擔心一旦停下來，我恐怕就沒辦法重新開始。人家鼓勵我放手一試，看看會怎麼樣。所以我在一天當中排進了固定的、短時間的休息，結果發現我更能夠成功應付日常的活動。」

睡眠算是一種休息嗎？

　　有時候，睡眠與休息會被互換使用（見前述的第一項定義）。不過，就健康而言，睡眠與休息並不一樣，它們對我們的幸福感也有不同的影響。

　　睡眠是生存的關鍵要素。長期的睡眠匱乏可能導致健康問題，並直接影響到身體幾乎所有的系統。休息涉及的閒暇程度不如睡眠那麼大，通常被解釋為一種用來增加身心健康的行為。

　　睡眠與休息都很重要，雖然休息可能只是一個按下暫停鍵的好機會，卻也可以替一整晚的好眠鋪路。許多人形容到了晚上會有一種「疲累卻又亢奮」的感覺，常常因此難以入睡，或者沒辦法一覺到天明。在白天定時休息一下，可有助於避免這種情況發生。

> 「設法找出能讓你覺得平靜、快樂和安全的事物。你得放下因為重病、創傷或者筋疲力竭所引發的打或逃反應，轉而練習有意識的深度休息與可以促進療癒的修復體驗。」

　　不過，如果可能的話，儘量避免在白天小睡，因為這可能影響到晚上的睡眠。假如實在需要打個盹，或者你覺得可能在休息的時候睡著，記得先調好鬧鐘免得睡太久（第4章〈睡眠與長新冠〉中會有更詳盡的資訊。）

從哪裡著手管理疲勞？

我們在門診中會建議有疲勞症狀的病人採取一系列的步驟。最主要的部分是關於如何管理活動與休息。值得說明的是，這個過程並非總是直線前進的，而且因人而異，所以你可能要在底下所列出的步驟之間來回嘗試，直到找到適當的平衡為止。

找出基線

找出你的基線對於如何妥善管理疲勞、支持你走上復原之路是很重要的第一步。你的基線就是你每天能夠應付得來、又不致於造成疲倦及其他症狀惡化的活動程度。這麼做的目的是幫助保持穩定的能量程度，先打好基礎，再隨時間慢慢地增加體力與活動程度。

首先，必須仔細看清楚現在的狀況：你的症狀、你在做什麼、你做哪些選擇，可能形成哪些模式，有些模式可能有幫助，其他的模式長期而言反而沒用。下述的步驟可以幫助釐清這個過程。

步驟一：了解模式

大起大落

　　伴隨疲勞和容量變小的電池所常見的模式就是「大起大落」。你可能會發現，你的疲勞程度時好時壞——某一天可能感覺體力比平常好些，所以你就急著把拖延了好幾天或好幾週的事情趕快辦完。不幸的是，你那顆電池的電力現在還不足以應付這麼多任務，所以你很可能會「當機」。當機指的是症狀加劇，可能因此需要更多的休息。這種狀況可能持續數天或甚至數週。

　　正常生活本就是會有或多或少的起起落落。生活有時會比較忙碌，當電池的容量較大、效能也較好的時候，當機不致於造成太嚴重的後果，或者讓你衰弱無力。睡個好覺或是度過相對平靜的一天，狀態很快就會恢復正常。然而，假如你的電池容量比較小，這種模式就可能導致疲勞的時間延長，一段時間下來，做事的能力也會越來越降低，從而拖慢復原的速度（見圖1）。

圖 1：大起大落

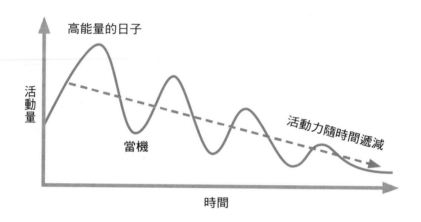

避免活動

　　有時候，因為活動量的大起大落或者其他不適症狀惡化，甚至就只是每天反覆跟這些症狀奮戰，你可能會開始越來越縮限自己的活動，或者乾脆完全避免活動。這可能是因為你害怕症狀可能變得更糟，或者試圖想要改善情況。憂慮和壓力開始不知不覺地出現，可能因此陷入一種惡性循環。這是完全可以理解的；你當然會想盡一切努力避免情況惡化，並且儘可能地減少憂慮或壓力。大量減少或避免活動表示你不會再掉入能量大起大落的陷阱，但這卻也會導致情勢停滯不前，你的電池也無法充電。人體電池需要一定程度的活動才能製造能量。限制或避免活動，以及休息過多，反而

圖 2：避免活動

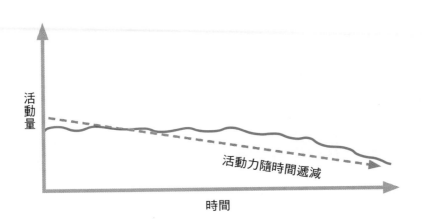

活動量

活動力隨時間遞減

時間

會覺得更萎靡不振，諸如疼痛和僵硬的症狀也會更嚴重。你的專注力、記憶和腦霧症狀，還有情緒與心理健康也都會受到影響。這並不是說休息不是件好事——休息很有幫助——但重點在於找出適合現階段的休息程度（見圖2）。

勉強硬撐

有些人即使出現疲勞症狀也會試著硬撐，或者勉強去做生病前會做的事。你可能試圖強迫自己完成任務表上的所有工作，即使明明就覺得已經精疲力盡，又或者你以前是那種可以一整天連續處理一項項工作、幾乎不用停下來的人，而

你如今也正繼續這麼做。很不幸地，回想一下那顆電池的容量，你現在根本沒有足夠的力氣應付這麼多工作。但身體通常會試著適應，然後可能使用腎上腺素作為備用能量。儘管腎上腺素對身體而言非常重要──它能讓你準備好「打或逃反應」（fight flight response，這是身體對於讓我們感到緊張或害怕的事件所產生的自動生理反應）──但過度依賴腎上腺素會導致負面影響。在電量已經不足的情況下仍不斷汲取身體的備用能量，會讓疲勞加劇或持續更久，一如大起大落的模式（見圖1）。

> 「接受你現在的狀況和身體的感覺，放下對過去習慣或舉止所感到的憤怒／哀傷，這是復原的關鍵。一旦能夠平靜地接受現況，對自己更好一點，你就已經贏了一大半。」

那麼又該如何善用電池裡既有的電力呢？你覺得自己的能量有時大起、有時大落嗎？你擔心做事會讓疲勞加劇，又或者你企圖無視疲倦，然後繼續硬撐？不論是哪一種模式，這都是疲勞症狀患者很常見也很熟悉的反應。要想更完整地理解這一點，仔細觀察一週當中每天的能量支出是個很有用的辦法。你可能會開始注意到，你的能量消耗以及你如何從事活動都有一定的模式（見步驟四）。但首先，我們接著看看步驟二。

步驟二：了解各種活動所需要的能量

　　有些活動會耗損電池的大量電力，有些不需要那麼多，或只要一丁點電力。我們把這些活動標示為高、中、與低能量支出。花一點時間評估每天的活動，肢體的和心理的活動都包括在內。進行分析的時候也考慮一下任何情緒的、或讓你覺得有壓力的問題。壓力（這可能是日常生活的一部分，也是處理健康問題時經常出現的因素）非常貪婪，可能會從電池裡攫取可觀的電力。利用下面的能量需求表來開始製作自己的表單。可以按照自己一週的活動來填寫。

> 很多人以為，因為身體總是感到疲倦、體力又大不如前，每天根本都沒做什麼事——他們是拿自己的現狀去跟過去的狀況和過去能做的事做比較。請記住，你現在所做的每一件事，即使對過去的你來說幾乎微不足道，仍然算是一種活動。起床穿衣服就是一種活動，吃早餐是一種活動，寄電子郵件也是一種活動。這些都是你每天達到的成就。它們或許都是芝麻小事，但絕對都很重要。

　　這些能量需求對於個人和目前復原的狀況來說都是獨一無二的。某些人認為需要耗費大量能量的活動，可能對其他人來說只需要動用中度的能量。

能量需求表

低（綠色）	中（黃色）	高（紅色）
例如讀小說／看電視	例如在住家附近／在熟悉路線上開車	例如工作上的棘手會議
例如刷牙	例如穿衣	例如淋浴

步驟三：了解你的供應與需求

　　再回到電池的比喻，一天當中有各種不同的活動都會耗用電力，有些活動比其他活動更耗電。但也會有一些活動是可以補充電力的。比較明顯的像是睡眠、食物、補水和休息，但做有趣的、能讓你覺得愉快的事，或者讓你有滿足感的事，同樣有助於幫電池充電。到底哪些事是有意義的或者讓你感到開心，當然都是個人獨一無二的感受。這可能包括與朋友相聚、準備美味的晚餐，或者去做喜愛的休閒活動。

　　想一想自己的能量供應與需求，填寫底下的表格：

供需表

耗費能量的事：　　　　　　　　　　補充能量的事：

例如　　　　　　　　　　　　　　　例如

❏ 工作　　　　　　　　　　　　　❏ 睡眠

❏ 淋浴　　　　　　　　　　　　　❏ 健康食物

❏ 壓力　　　　　　　　　　　　　❏ 休息

❏ ....　　　　　　❏ ....

❏ ....　　　　　　❏ ....

❏ ....　　　　　　❏ ....

❏ ....　　　　　　❏ ....

❏ ....　　　　　　❏ ....

❏ ....　　　　　　❏ ....

> 「我在手機上做了一個表，條列出可以輕鬆做到又會讓我開心的事。這些事能讓我精神一振，像是生活裡的小小火花。對我來說，照顧不需要太費心的盆栽很棒。點香氛蠟燭，使用氣味宜人的肥皂或護手霜也很棒。翻閱園藝和室內設計雜誌很愉快，又不需要全神貫注。我甚至重新調整了家裡一些小東西的位置，改變一下我眼中的風景。」

步驟四：能量支出

一旦明白了哪些事能替你補充能量，以及哪些事會消耗能量，就能開始理解自己是如何「花費」能量的。假如你是比較傾向於視覺思考的人，可能會想試試下面幾頁的能量圖表。這可以讓你計畫兩週內的活動，你很快就會看出自己的模式。比方說，你會從圖上發現自己是否集中做了很多高能量活動，可能導致你在幾天後發生「當機」。由於本書是用兩色印刷，我們用不同的圖案來代表耗能程度不同的活動，不過你可以使用顏色，例如綠色代表低能量活動、黃色代表中能量活動，紅色代表高能量活動，紫色代表休息，藍色代表睡眠。

我們的目標是希望你在經過一段時間後，假如可能的話，可以把一天／一週內的低、中與高耗能活動調整到合理的平衡狀態。

　　你或許偏好活動日誌的記錄方式，裡面可以涵括多一些活動細節，同時在活動結束後為疲勞的程度評分。你會在後文中找到範例，還有空白的樣表以及較簡略的日誌版本。

　　試一試哪一種版本最適合你——這項練習的目的是要了解你的能量被用在哪裡，以及使用能量的方式，藉此找到任何可能的模式，幫你畫出基線。

　　「對我來說，疲勞就像是開了一個能量的銀行帳戶。我帳戶裡的錢一下子損失了很多，所以我手上能週轉的錢變少了，花錢要錙銖必較。每天一開始，我的戶頭裡有一百枚能量幣：起床花掉兩枚，穿衣服三枚，做早餐五枚，以此類推。我可以花用高於存款餘額的硬幣，但這樣我就得動用我的透支帳戶，然後在接下來的幾天裡加上高利息清償債務。我可以透過休息來賺取更多的硬幣、為我的帳戶加值，假如我仔細調配我的活動，就可以花掉較少的硬幣。」

　　這些步驟能幫助看清楚自己每天都做了些什麼事，儘可能地讓你的能量水準保持穩定。這種做法有時被稱為「拉開視角」，讓你避開那些一下子勉強硬撐、一下子又做得太少的「大起大落」模式。你會開始明白自己把能量都花在什麼地方，可以從什麼地方補充能量。也會學到何時該多休息或少做一點，何時該執行優先順序、計畫與調配步調（3P原則）——藉此製造出一個更穩定的能量平台。這會讓你對自

能量圖

第一週（　　年　　月　　日）																								
	早上（AM）												下午（PM）											
	凌晨 12-1am	1	2	3	4	5	6	7	8	9	10	11	12	1	2	3	4	5	6	7	8	9	10	11
週一																								
週二																								
週三																								
週四																								
週五																								
週六																								
週日																								

第二週（　　年　　月　　日）																								
	早上（AM）												下午（PM）											
	凌晨 12-1am	1	2	3	4	5	6	7	8	9	10	11	12	1	2	3	4	5	6	7	8	9	10	11
週一																								
週二																								
週三																								
週四																								
週五																								
週六																								
週日																								

圖例

▨ 高能量活動

▨ 中能量活動

▨ 低能量活動

▨ 休息／放鬆時間

■ 睡眠

活動日誌（選項一，範例）／ 第一天

時間	活動	疲勞程度評分 0＝低，10＝高
8:30－8:45	起床淋浴	7
8:45－9:00	穿衣	8
9:00－9:15	吃早餐	7
9:15－9:30	休息	3
9:30－9:40	把衣服放進洗衣機去洗	4
9:40－10:00	跟朋友講電話	5
10:00－10:30	看書	4
10:30－10:45	晾衣服	8
10:45－11:00	處理電子郵件	6
11:00－11:15	收拾廚房	5
11:15－12:00	邊看電視邊喝杯茶	5
12:00－12:30	吃午餐	6
12:30－13:30	出門散步	9
13:30－14:00	休息	4
14:00－14:30	開車去超市	9
14:30－15:30	在超市購物	10
15:30－16:00	開車回家	10
16:00－16:30	把食物整理好	9
16:30－17:00	開始準備食材	9
17:00－18:15	休息──睡著了	7
18:15－19:00	烹調食物	8
19:00－19:30	吃晚餐	7
19:30－19:50	收拾廚房	9
19:50－21:00	看電視	6
21:00－21:30	睡前準備／閱讀	5
21:45	睡著	

活動日誌（**選項一**）／第一天

時間	活動	疲勞程度評分 0＝低，10＝高

活動日誌（**選項二**）／第一週

時間	週一	週二	週三	週四	週五	週六	週日
8:00－9:00							
9:00－10:00							
10:00－11:00							
11:00－12:00							
12:00－13:00							
13:00－14:00							
14:00－15:00							
15:00－16:00							
16:00－17:00							
17:00－18:00							
18:00－19:00							
19:00－20:00							
20:00－21:00							
21:00－22:00							
22:00－00:00							
上床睡覺							

己的生活有更多的掌控，並提供了一個更紮實的基礎，讓你繼續積累更多能量。這就是我們所謂的基線。

> 「我學到每天注意自己的能量資源，弄清楚我如何在工作、家庭以及與親友相聚的社交場合裡使用這些能量。這些事全都會耗費能量。記錄活動日誌讓我更清楚自己什麼時候做過了頭及其後果。這樣我就能夠調整做事的方式。白天把事情分成較小的時間單位去做，晚上停下來好好休息，早一點上床睡覺，這很適合我目前的狀況。重要的是找出能符合自己需求的方式。我的體力還沒有恢復到染疫之前的程度，但管理我白天的能量供需，再加上呼吸與正念練習，正幫助我逐漸邁向復原。我提醒自己，每一天都會變得再好一點，有時候我還是會當機，但我正緩步前進，接受現狀的同時也知道我終將抵達目的地。」

設定基線

從下頁圖表可以看到，穩定狀態並不代表活動量變成一條完全的直線——這是不可能的。把活動保持在一個可以掌控的範圍內，這才是你的目標。你的疲勞程度在某種程度上仍會有起有落，但只要避免極端過度或不足的活動，你就能找到平衡點，開始慢慢建立起你的能量與活動程度。

圖 3：穩定狀態

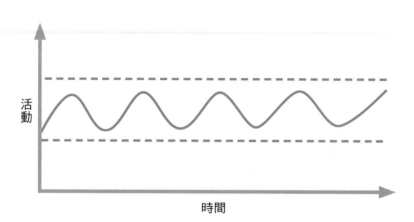

活動

時間

設定基線的訣竅

- 有時候可能太過心急，把基線訂得太高，做過了頭。把目標降到原本的75％，或者甚至降到50％，降到你認為可能必要的程度。不論現階段它看起來有多微小，重點在於先讓狀態穩定下來。

- 設定活動基線的目標是找出不論狀況好壞你都能應付得來的程度——即使在狀況很好的日子也不要超出基線。

- 試著使用活動計畫表，或本章中所列出的日誌樣本，幫你決定每天或每週活動的優先順序，調整你

的活動步調。假如同時出現腦霧症狀（見第8章），這麼做尤其有用。把計畫寫下來，就可以提醒自己，這個禮拜有哪些活動和工作必須完成，讓你少一點記掛的事，而不是把事情全都存在腦子裡。

- 你的計畫可能被突發狀況打亂——這也不要緊——讓你的計畫保持彈性。假如你正在執行3P原則（排定優先順序——決定哪些事是重要的、哪些事可以先擱置；計畫——事先想好如何分配能量的使用；調配生活步調——慢慢來，准許自己在既定的休息時間裡休息），你的電池裡很可能就有一些多餘的電力可應付任何變化。假如沒有，那就排進一些恢復的時間。

☞ 提示

找出你的基線可能需要經過一點實驗，你的基線跟別人的也不會相同。你可能沒辦法馬上就做到好，雖然這讓人感到挫折，但卻是很正常的狀況。把這些資料當成反饋，並做出相應的調整。有些人喜歡用日誌來幫助他們計畫一整週的活動，有些人則偏好用簡要的能量圖隨時檢視現狀。

「一段時間之後，我學會不要太過執著，或者過度嚴格地遵守這些技巧。我一開始花了點時間去理解所有的重點，例如調配生活步調、排定優先順序和事先計畫等等，並且好好地認識我的能量電池。如果在整個復原過程當中，每天都要把全天所有的症狀和活動都寫下來，實在會讓人有點喘不過氣來。不過，終究會習慣成自然，所以要相信自己正從這些經驗裡學到東西，把焦點放在快樂和正面經驗所產生的效果，以及你看到了哪些改善。」

把步調加快

找到基線是復原之路的關鍵環節。我們已經看到，這可能得花一點時間和微調，經過反覆試驗，而你目前的復原階段最需要做的很可能就只是建立這條基線。

然而，一旦狀態穩定下來，你也已經很熟悉3P原則（優先順序、計畫、調配生活步調）並能夠活用，或許會覺得自己準備好了，想要考慮把步調加快。

加速指的是在經過深思熟慮之後開始增加活動量，不過未必跟運動有關。你可能曾經讀過一些關於慢性疲勞的漸進負荷運動療法（GET）、其相關內容互相矛盾，我們要在這裡強調，加速並不是漸進負荷運動療法。

加速與否要依個人獨特的狀況以及你的基線程度而定，

但這裡可以提供一個指引的過程。剛開始的時候只多增加一種新的活動，或者只延長一種活動的時間。這可以是肢體的，也可以是認知的（心理的）活動。

在這裡常用來說明的類比是爬樓梯，而且跟爬斜坡不一樣；每個階段或階梯指的是往上爬一的小步並且要在站穩腳之後才能再往上爬一小步。比方說，與其每次出門都增加散步的時間，不如在這個階段停留一到兩週，再視身體的感覺考慮增加時間。

假如你的症狀比較嚴重，但覺得現階段可能可以開始讓某一項活動加速，這指的可能是把聽廣播節目或者跟人聊天的時間拉長一點。

每一次都只增加一點點活動量，才不會對身體造成太大的影響。我們經常建議病人一開始的時候只增加大約10％的活動量。寧可一小步一小步地成功前進，也不要一次跨出一大步卻造成身體當機（又回到大起大落的循環）。一段時間之後，假如覺得身體越來越強壯，或許可以把活動量的增加幅度再加大一點──試著找出適合自己的幅度。

隨著你的活動量增加，你也可能發現如僵硬、疲勞或腦霧等感覺出現輕微且暫時的增加。這是正常、預料中的現象，順利的話會在一天或甚至幾小時內迅速解除。不過，如果這些感覺持續了一週或更久，這或許表示你的活動量增加得太多或者太快。請依照現況做出適當的調整。

> ✎ **重點**
>
> 最重要的是讓你的身體能在基線穩住一段時間，然後再考慮增加活動量。

停滯不前

　　患者有時會說，他們的能量管理會在某一個階段卡住（我們常稱之為「高原期」）。假如發生這種情況，比較有用的方法是思考整體狀況，想想生活裡是否還發生了其他事，或者把觀察的視角拉開，重新檢查你的能量支出。你是否不再定時休息？是否又重拾舊習，用以前的方法做事？或者是否有其他因素妨礙了你的復原過程？有些原因我們還會在其他章節裡討論。不過也有可能你目前的活動量就是身體能承受的狀態，就復原的這個階段而言，這是可以接受的。

　　「我認為自己正在復原中。對我來說，關鍵在於接受每一個復原階段的現狀。這或許是一開始對我最有幫助的一點。這很不容易，我得要非常努力才能夠不去想自己以前或者其他人現在能做的事，或是拿現在的自己跟以前的自己相比。我現在不再擔心未來，我對自己說，『就算我今天這個樣子，

▍ 並不表示我明年還會是這個樣子』，事實上我已經好多了。」

因應症狀突發和復發

　　我們都知道，長新冠的特性就是會時好時壞。復原並非一條平滑的直線，有時候你好像會前進兩步又後退一步（見圖4）。這可能會讓人無比的洩氣。有時候，症狀突然加劇或者倒退到修復前的狀態可能有明確的原因──可能因為突然間變得異常忙碌，感染了其他細菌或病毒，或者壓力變大了──這些都是生活的常態。花點時間想想生活裡可能發生了什麼事。把視角再次拉遠。你可能需要暫時把活動量調低一點，讓身體能夠恢復，然後再慢慢地增加活動。

圖4：復原過程

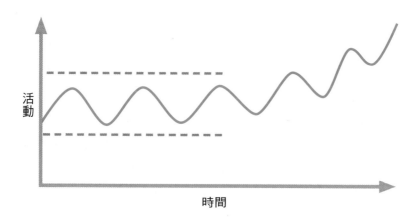

活動

時間

「當症狀再度發作時，換一種方式來形容我的感覺很有幫助。我發現，假如我稍微跟那些症狀保持距離，好像我正隔著房間看著我自己，我就不再覺得負擔那麼沉重或者難受。你的症狀並不是你。假如你能感覺到症狀、承認它們的存在，卻又不讓它們把你壓垮，你就能學到用更正面的態度做出回應。」

A 的故事

新冠肺炎造成的嚴重疲勞，就像是我去搭了一趟最長途的飛機、出現了最嚴重的時差不適症狀，而且完全不會因為我所以為的「休息」和正常的睡眠而改善。我以前從來沒有睡眠問題，通常一早醒來就精神十足，但現在睡眠卻不再容易，也沒辦法修復體力。我的腦子好像變成了一團卡士達醬，說話時找不到正確的字眼，也沒辦法有條理地思考，而且感覺很不對勁，一直胡思亂想。我試著努力撐過去，但那只會讓我感到（身體上和心理上的）極度疲勞，心悸與頭痛等其他症狀也變得更嚴重，有時候是在當天，有時候是在好幾天以後。我學到這就是所謂的勞動後症狀加劇／倦怠。

我的長新冠職能治療師建議我，把每天的活動分成低、中、高能量等種類，花幾週的時間記錄一份活動日誌，這樣我就能看出自己的活動模式，以及我可能把能量花到什麼地方去。我以為我每天都有注意調整步調，但活動日誌上用各種顏

色代表每小時的不同活動，那些視覺化的描述顯示著我在不自覺的情況下做了多少高耗能的活動。我大部分的白天都排滿了高能量活動，幾乎沒有什麼休息時間。我原本以為看電影、滑手機上的Instagram照片、看雜誌等都算是休息，不過我後來發現，這些事非但無法修復能量，反而會消耗能量。活動日誌也讓我發現，我每天都在不同的時間上床睡覺，而且經常拖到很晚。

我學到了深層、有意識的休息，以及排出時間這麼做的重要性。跟著網路上的溫和修復瑜珈課程練習，紓緩了我忙碌的身心，透過緩慢的腹式呼吸，把注意力集中在讓呼吸更平靜，並且伸展緊繃、酸痛的肌肉。我開始每天靜坐，學到了時時保持正念，這讓我學著要活在當下，就讓那些關於健康和未完成工作的煩心思緒隨風而去，使身體和心靈變得更安定。

留心較優質的睡眠模式非常重要，最終的目的是能夠及時地上床睡覺，安穩地一覺到天明，為第二天帶來充足的活力。在電腦和手機上安裝過濾藍光軟體有助改善眼睛對光線敏感的問題和保存能量，不過我現在會很小心地不要在睡前一兩個小時盯著電腦螢幕看或滑手機。我不再在睡前看「刺激」的電視節目，試著每晚都在同一個時間去睡覺，一邊聽溫和的放鬆古典樂和靜坐來幫助睡眠。

調配生活步調讓我能夠擺脫先前大起大落的惡性循環。我開始調整、事先計畫並決定每天活動的優先順序。我使用一份詳細的日誌來計畫每週的活動，確保我在購物、烤蛋糕或跟朋

友相聚小酌等活動之間，都排進了休息時段或息日。我也把每天的活動分成較小的單位，例如我不再「一口氣把碗盤洗完」，而是改用洗碗機，洗好先把上層的碗盤拿出來，接著休息，然後再拿下層的碗盤。我事先計畫餐點要使用的食材，坐下來削皮或把材料混合在一起，然後一次烹煮較多的量，再分餐冷凍起來，這樣在體力不濟的日子，我就有現成的東西可以吃。淋浴之後坐下來擦乾身體再穿衣，會讓疲累感減輕一些。在深度休息、回覆電子郵件、處理帳單等認知活動，以及在花園裡除草等較費體力的活動之間互相切換，對我也很有幫助。把要做的事分攤到一整個禮拜當中來處理，現在已經變成我的直覺反應。

　　接受這就是「目前的新常態」，放掉那些「萬一我……怎麼辦？」的憂慮，把那些「但我以前可以……」的負面思考轉換成「假如這樣做，我就辦得到」，這都讓我能持續進步，並且重拾讓我開心的活動。知道我手邊有一套工具能夠應付身體的意外狀況，以及生活裡必然會出現的低潮或者小問題，我就能夠妥善管理疲勞症狀，幫助自己逐漸康復。

摘要

- 預先計畫好你要如何做事以及何時去做。
- 在開始前就先設定上限。
- 把事情分成小塊──變成更小、更容易處理的任務。
- 確保你的休息時間是「真正的」休息，而不是另一項低能量活動。
- 在一天當中定時補充「燃料」，也就是食物和飲水，來替你的電池充電。
- 試著在電池裡保留一些電力（因為大家都知道，手機沒電之後，螢幕會整個當掉，到時你就完全沒輒了。）
- 別把力氣浪費在不必要的事物上──儘可能地保存能量。請別人幫忙，如果有能力負擔的話可以雇用他人幫忙，或者狠下心來把待辦清單上的一些項目刪掉。
- 把事情混著做──把認知的和肢體的活動交替著做，並在中間安排休息時間。
- 確保你把那些有趣、讓你開心的活動排進計畫裡。
- 對自己更好一點──記住，烏龜才是最後的贏家。

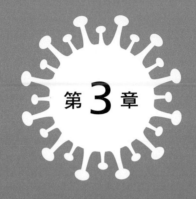

第 **3** 章

呼吸困難管理

艾瑪・塔克

　　我們常常未能體認到呼吸的重要性，然而呼吸困難卻可能是長新冠患者感到最難受的症狀之一。在本章中，我們會幫助你了解呼吸對長新冠復原之路的關鍵性影響，並且探究可能導致呼吸困難的原因，提供控制和管理症狀的策略。

新冠肺炎對呼吸的可能影響

　　呼吸困難是長新冠最常見的症狀。感染新冠肺炎之後，可能有不只一種原因導致呼吸出現問題，為了對此有更深入的了解，必須思考染疫的過程以及初期症狀的細節。

　　假如你曾經住院，特別是曾需要接受高濃度氧氣或者額外的呼吸支援（見表3），你的肺部可能已經有某種程度的損傷。你的肌肉也可能因為曾歷經重症、無法從事肢體活動而變得衰弱無力（我們稱之為「失能」〔deconditioning〕）。這可能影響到你的呼吸，甚至可能讓你在出院後頭幾個月，稍稍費點力都會喘不過氣來。假如你原本就有心肺的問題，罹患新冠肺炎更可能讓症狀加劇，你的呼吸也就更不順暢。

　　然而許多長新冠患者在剛染疫時並不需要住院，過去也沒有心肺病史，卻仍持續感到呼吸困難。如果是這種情況，我們發現透過那些查找已知心肺問題的標準檢查，也找不出個所以然來。雖然我們還不是很清楚到底什麼原因可能導致

這樣的呼吸問題，我們經常在長新冠患者身上觀察到異常的呼吸方式。發現許多人因為呼吸困難而改變了呼吸模式，卻反而放大了呼吸困難的感受。這常被稱為「呼吸模式障礙」或「呼吸失能」（dysfunctional breathing）。

　　不論你是否有已知的呼吸問題，管理和改善呼吸困難的策略與建議都很類似。

　　表3中列出了因罹患新冠肺炎住院時，你或你的家人可能接受過的呼吸支持療法。

表 3：新冠肺炎急性住院患者所接受的呼吸支持種類

新冠肺炎急性住院患者所接受的呼吸支持種類	
標準氧氣治療	透過面罩或鼻導管給予氧氣。
高流量氧氣治療	透過鼻枕輸送高流量高濃度的氧氣。
連續正壓呼吸器（CPAP）治療	透過可緊密覆蓋口鼻部位的面罩，把加壓氣體送入肺部，協助保持呼吸道暢通，增加進入肺部的氧氣量。
機械（或侵入式）呼吸器	透過插入呼吸道（氣管）的管子以及機器（呼吸器）來支援或接管呼吸功能；僅在加護病房內使用。

什麼是正常呼吸？

呼吸是一種完全自然、自動且根本的人體功能。簡單來說，當吸氣時，肺部擴張、充滿了空氣，透過肺壁吸進空氣中的氧氣，再由血液把氧氣送往全身各處；當呼氣時，把含有二氧化碳的廢氣排出體外。這個過程對於身體器官和細胞的正常運作至為關鍵。

呼吸過程牽涉到幾條特定的肌肉，讓肺部在靜止狀態和運動狀態時都能夠有效充氣和排氣。與呼吸有關的主要肌肉包括：

- 橫膈膜
- 輔助肌肉

橫膈膜

這是位於肺臟底部的一條圓拱形肌肉。當你吸氣時，這條肌肉會收縮、變平，藉此增加胸腔內的空間，從而產生一股吸力，讓肺部擴張充滿空氣。當你呼氣時，橫膈膜舒張，回復為圓拱形，擠壓肺部並幫助排出空氣。這個過程是自然發生的，而且是被動的，表示你幾乎無法控制它。

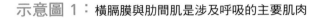

示意圖 1：橫膈膜與肋間肌是涉及呼吸的主要肌肉

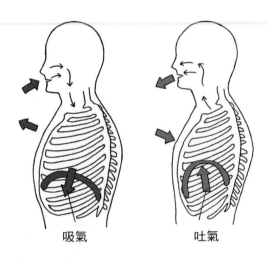

吸氣　　　　　　　吐氣

　　橫膈膜可被視為肌肉裡的「莫・法拉」（Mo Farah）[1]。它的耐力極強，而且只需極少的能量就可運作。

輔助肌肉

　　這是一組負責支撐胸壁運動的肌肉群。當肋骨之間的肌肉（外肋間肌）收縮時，它們會造成肋廓往外突出，讓你吸進空氣。當你吐氣時，它們會被動地舒張。在從事較費力的

1.　譯注：出生於索馬利蘭的英國傳奇長跑選手，曾分別於 2012 的倫敦奧運與 2016 年的里約奧運兩度為英國奪下奧運雙金。

活動時，隨著身體的肌肉和其他組織變得更活躍，會需要更多的氧氣。而為了增加攝氧量，你必須更用力、更快地吐納。這時就會開始用到胸腔周圍的額外輔助肌肉。這些肌肉協助肋廓的擴張與收縮，讓空氣能更快速地進出肺部。

　　這些輔助肌肉可被視為「尤塞恩‧波特」（Usain Bolts）[2]，它們是速度奇快的短跑選手，啟動時會使用超過30％的身體能量。

示意圖 2：呼吸的輔助肌肉

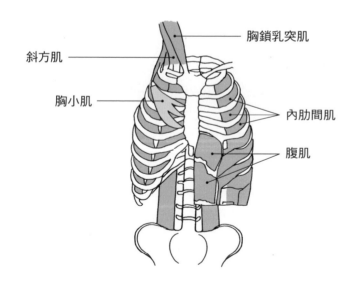

斜方肌　　　　　　　　　　　　胸鎖乳突肌

胸小肌　　　　　　　　　　　　內肋間肌

　　　　　　　　　　　　　　　腹肌

2.　譯注：牙買加短跑名將，外號「閃電」，曾三度在奧運短跑個人項目奪金，被譽為地球上跑得最快的人。

呼吸速率在許多疾病的急性期都會升高，以因應身體對抗感染所必要更高的新陳代謝需求。此外，像新冠肺炎這樣的呼吸道感染也會造成肺部急性損傷，可能使肺部功能受到影響，降低身體攝取氧氣的效率。因此，身體會調整呼吸的速率，以彌補肺部的效率降低，這是一種正常的生理反應。跟運動時的狀況類似，同樣也是透過加快呼吸和使用呼吸輔助肌來達到目的。呼吸可能變得比平常更淺快，這表示是使用上胸部來呼吸，而也經常開始透過嘴巴而非鼻孔來呼吸。跟打或逃（壓力）反應有關的壓力荷爾蒙隨之增加，又反過來強化這整個過程。諸如此類的腎上腺素激增可能讓你覺得有點慌張，再一次導致呼吸速率加快。

表 4：與呼吸困難有關的一些常見症狀

胃脹氣

心悸　　　　　發出氣喘聲　　　　乾咳

胸痛　　呼吸淺快　　　呼吸粗重

頭暈　　　　　　　　　　忘記呼吸

　　　　　　胸部緊繃

嘴唇周邊刺痛　　　　　　　　手腳發冷

　　　　無法深吸氣

視線模糊　　空氣飢渴　　經常嘆氣或打哈欠

　　　意識到呼吸不太自然

胸部有沉重感　　　　　　吸不到氣

　　一旦感染清除，身體通常會恢復到正常狀態。不過，我們發現有些人似乎會被困在當下那種無助於恢復正常的狀態，他們在急性疾病期間所發展出的呼吸模式並沒有改變，或者改變之後又重新出現，甚至可能變成習慣。要改掉這種呼吸模式十分困難。

　　用超過身體實際所需的速率呼吸（或「過度換氣」）可能讓你感到疲累，增加疲勞與焦慮的程度。身體對於焦慮感的自然反應就是釋放會驅動打或逃反應的壓力荷爾蒙，導致呼吸困難惡化和焦慮感加劇，形成惡性循環。

　　因此，雖然你的呼吸模式可能並非造成這些症狀的唯一理由，但確實是很重要的促因。

> 「我以前會吹長笛，也喜歡游泳，這兩種活動都需要良好的呼吸控制：我信任自己的呼吸能力。但我開始發現，光是講電話或參加Zoom視訊會議就會花掉很多能量，一句話才說到一半我就得快喘一口氣。邊走路邊說話更是不可能，就算一個人走路似乎都很困難，我這才明白我感覺喘不過氣。」

　　呼吸困難的感覺很可怕，特別是當呼吸的難度比你正從事的活動難度還要高的時候。許多人回報說，當他們喘不過氣的時候會覺得情況好像完全失控，但不論呼吸困難對你的影響有多大，學習良好的技巧來幫助控制呼吸，對你會很有幫助。

肋軟骨炎

許多人會感到胸骨所在的胸口中央部位疼痛，時常是一觸即痛。由於疼痛的性質再加上位置較接近心臟，很多人會感到擔心。這種疼痛是因為位於肋骨與胸骨中間、通常被稱為硬軟肋骨結合（costochondral junctions）的軟骨發炎所導致。不正常的呼吸可能導致狀況加劇，摩擦會導致胸肋關節發炎，稱為肋軟骨炎（Costochondritis）。但當你開始解決呼吸問題後，症狀通常就會消失。

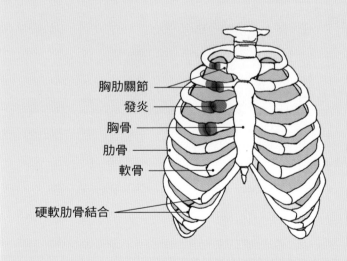

胸肋關節
發炎
胸骨
肋骨
軟骨

硬軟肋骨結合

導致長新冠患者呼吸困難的原因為何？

　　我們來看看造成長新冠呼吸困難症狀可能有哪些因素，尤其是當傳統的檢查找不出原因的時候。

　　有些導致呼吸困難的因素是源自體內，有些是來自外在，外在的原因可能較難評估或控制。

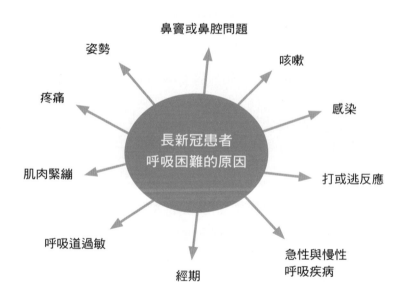

　　現在我們來研究這些因素如何造成呼吸困難。

疼痛

　　胸部疼痛可能是急性呼吸道感染如肺炎與新冠肺炎的重要症狀之一。光是疼痛本身就可能導致呼吸方式改變。比方說，我們門診就有一位女性患者左肺下葉發炎，只要一深呼吸肺部就會疼痛。因此她把呼吸調得較短淺，以免引發疼痛。為了彌補這種效率較差的呼吸方式，她的呼吸速率也同時加快。這種新的呼吸模式慢慢變成習慣，在染疫數個月後，就連在家裡做一些簡單的活動都會讓她喘不過氣來。其他原因（見第8章〈其他長新冠症狀〉）也可能造成胸部疼痛，包括姿勢不良、咳嗽，以及局部發炎等。如果可能的話應該先解決這些問題，因為這些都會影響到你的呼吸模式。

焦慮

　　我為什麼還是覺得不舒服？我的身體到底怎麼了？我感染新冠肺炎已經4週了，還是很不舒服。我們都知道，焦慮會引發腎上腺素的釋放，使得我們的心跳與呼吸速率加快。這種情況再加上本來就已經感受到的呼吸困難，只會導致更高程度的焦慮，從而形成惡性循環。

肌肉緊繃╱姿勢問題

你的姿勢對你的呼吸也可能有直接的影響。假如你每天都長時間久坐不動，你的橫膈膜運動可能受限，還會使得肩頸肌肉更加緊繃。我們經常看到，頸部與上胸部的輔助肌用力過度會影響到呼吸。腹部肌肉緊繃和收縮，也會妨礙橫膈膜的擴張。

打或逃反應

造成新冠肺炎的新型冠狀病毒（SARS-CoV2）主要感染部位是肺部與上呼吸道。在初始感染階段，身體會釋放壓力荷爾蒙（如腎上腺素）來增加呼吸與心跳速率以對抗感染。這是對疾病的正常生理反應，隨著從感染中復原，你的呼吸也應該會恢復正常。然而，有些人的呼吸卻無法恢復正常，要關閉身體的打或逃（壓力反應）模式也可能更具挑戰性。這種反應是由自律神經系統所驅動，這是神經系統中負責調節體內自動運作的部分，包括心跳、消化、血壓與呼吸。這些又受到兩種相互拮抗的系統所控制：交感神經系統（SNS）負責引發打或逃反應（提升血壓、呼吸與心

跳速率），副交感神經系統（PNS）則負責讓這些反應緩和下來，當我們的身體處於放鬆狀態時，副交感神經系統就會啟動。

SNS——打或逃模式，我們會消耗能量。
PNS——休息、修復與消化模式，我們可以保存能量。

很多長新冠患者形容自己好像被卡在打或逃模式裡動彈不得，老是覺得坐立難安或者處於高度戒備狀態。這會直接影響到呼吸方式。不過，有幫助的是，控制呼吸的方式也會對刺激副交感神經系統產生直接的效應。透過控制呼吸，可以啟動身體的修復過程，這是康復的關鍵。

「感覺就像我是一輛在軌道上飛馳的火車，如今出軌了，深深陷進一片泥濘的田野中。我現在知道，這是壓力與焦慮所形成的惡性循環，我也因此養成了一種不正確的呼吸模式。我被卡在一種打或逃的模式裡。我非常害怕，不知道自己為什麼一直沒有好起來。」

該如何評估自己的呼吸模式？

若已經找到導致染疫後出現呼吸困難的可能因素，下一步就是分析你的呼吸模式。觀察呼吸方式非常重要，學會正確呼吸的原則後，就能重新評估自己的呼吸是否有進步。

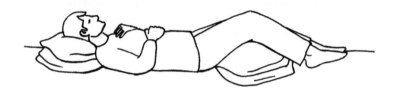

找一個安靜舒適的地方，專心注意你的呼吸。這個練習最理想的狀態是躺著進行，把你的頭頸舒服地放在枕頭上，膝蓋彎曲，底下放一個枕頭支撐，或者靠雙腳平貼地面支撐，雙手可以放在胸口、肚子或肋骨兩側。

接著慢慢地逐步進行下列步驟：

- 感覺你的臉部、下巴、頸部、肩膀、胸部或肚子是否有任何緊繃的地方。
- 把注意力轉到任何酸痛、持續性的隱隱作痛或明顯疼痛的部位。
- 聆聽並感覺你的呼吸──你能不能聽到自己吸氣或吐氣的聲音？

- 注意你是從鼻子呼吸，或者從嘴巴呼吸，還是都有？
- 呼吸的時候是把氣吸到上胸部，還是深入腹部？
- 你的呼吸是平順的或者起伏劇烈？深長或短淺？
- 想要深呼吸、打哈欠或嘆氣、咳嗽，或者清清喉嚨嗎？
- 會憋氣嗎？
- 覺得呼吸需要經過思考嗎？
- 計算30秒內的呼吸次數。

> 「人家叫我深呼吸，但我就是辦不到。當我吸氣時，我的氣總是斷斷續續的，身體也非常緊張，好像進入紅色警戒一樣。我很明顯有呼吸模式失調的問題，我對自己的呼吸感到害怕。」

什麼是優質的呼吸？

　　假如你希望讓呼吸變得更有效率，重點是要先了解到底什麼才是好的呼吸模式。物理治療師經常使用「鼻子，下沉，放慢」™（Nose, Low, and Slow™）這個口訣。這是由布拉德克里夫呼吸（BradCliff Breathing）物理治療師所創，為他們的呼吸再訓練系統所設計。

　　這些口訣有助於提醒你什麼才是有效的呼吸模式。以下就來逐項說明。

鼻子

從生理學的角度而言，原本就是被設計成透過鼻子呼吸，這是有好幾個理由的。首先，鼻腔可以暖化並過濾吸入的空氣。其次，鼻呼吸能讓你放慢下來，控制呼吸的速度和深度，確保會用到橫膈膜（呼吸最主要的肌肉）。第三，用鼻子呼吸會製造一種叫做一氧化氮的氣體，可有效促進肺部的氣體交換。我們常會提醒病人，「鼻子是用來呼吸的，嘴巴是用來吃飯的」！

假如因為鼻竇的問題導致用鼻子呼吸有困難的話，你可以使用鼻腔噴霧劑或每天清洗鼻腔。這些技巧有助於保持呼吸道暢通。市面上已經有一些專門的商品，不需要醫師處方就可以買到。如果有任何發炎狀況，類固醇噴霧劑或許值得一試。可以跟你的醫療照護提供者 [3] 討論。

下沉

吸氣時的深度與方向很重要。專注於使用胸腔較低的位置和腹部，可以確保位於肺部底層的橫膈膜往下收縮，讓肺部充滿空氣，吸收到最大量的氧氣。假如一直都使用肺的上部來呼吸（或者可以說感覺呼吸很淺），那麼橫膈膜這條最重要的呼吸肌肉就無法被充分地利用，你的呼吸會變得缺乏效率。一陣子之後，甚至會誤以為只有上胸式呼吸才能產生

令人滿意的呼吸。為了矯正這種呼吸模式，必須有意識地使用腹式呼吸。一開始感覺可能會有點怪，正如試圖改變任何習慣一樣，但經過一段時間與練習，腹式呼吸會開始再度變得正常和自然。

　　呼吸量也同樣重要。健康的肺部約可容納4～6公升的空氣，視年紀、性別與種族而定。當我們在靜息狀態時呼吸，吸進或呼出的空氣量（被稱為潮氣量）約為500毫升。我們可以把這個容量想像成稍微比一罐可樂再大一點。一般人常因此感到驚訝，因為他們以為呼吸量應該越大越好。

放慢

　　當身體健康時，正常的呼吸速率大約是每分鐘8到12次，這是能讓身體有效運作的最佳速率。不過，假如呼吸效率降低，呼吸速率很可能無法滿足身體的需求時，就得增加呼吸的次數以作為補償。把注意力集中在吸氣與吐氣的時間掌握，就可以開始調節呼吸的速度。剛開始練習時，我們都會建議吸氣與吐氣的節拍以感覺舒適為主。一般從2：3的比例開始。這表示每次吸氣就數兩拍，吐氣則數三拍。如果你發現這樣做有困難，那麼一開始最重要的就是專注在讓吐

3.　編注：醫療照護提供者（healthcare provider）指醫療保健服務人員與機構，如醫學、護理專職醫療人員、醫院、診所與保健中心等。

氣的時間比吸氣更長就好。

　　有些整體療法如瑜珈、皮拉提斯或正念靜坐所採用的專業呼吸練習，主張把吸吐氣的時間比例拉得更長，這對健康可能很有助益。不過，在你重新練習呼吸，花時間矯正呼吸模式之際，保持練習過程的單純和舒適更為重要。

優質呼吸的練習

　　我們已經解釋了呼吸最重要的面向，接下來的重點在於呼吸練習本身及期間的再三評估。我們建議練習的最佳姿勢是平躺著，跟我們請你評估自己的呼吸狀態時一樣（保持舒適、溫暖和放鬆）。

- 平躺，讓頭、頸和肩膀完全放鬆在枕頭或靠墊上，在膝蓋下方也放一個枕頭。雙腳打開，分置於十點鐘和兩點鐘方向。這麼做的目的是要儘可能地放鬆姿勢肌、腹肌和呼吸輔助肌（見第122頁的示意圖）
- 雙手放在肚臍下方，指尖互碰，手肘輕鬆放在身體兩側。
- 專心運用前文裡提過的訣竅，注意吸入的空氣是如何安靜地從鼻孔進入、再下沉到肚子，緩慢且受到控制。
- 吐氣是被動的動作，不應該用力。這應該像是肌肉鬆弛的感覺。

空氣飢渴

當你開始呼吸練習時，你可能會體驗到空氣飢渴（air hunger）的感覺，或者急著想深吸一口氣。這是完全正常的現象，因為你的身體還停留在原本的習慣模式，對於你現在要求它做的事感覺很不適應。在理想狀況下，應當儘量繼續嘗試。可以試著克制想吸氣的衝動，再數個 3 到 4 次呼吸。然後才深深吸氣，或者用其他方法來幫助自己分心，例如聽覺或視覺輔助（本章後文中會討論）。隨著不斷花時間練習良好的呼吸模式，這種深吸氣的衝動應該會減少，直到能夠完成一次 10 分鐘的練習，期間都不會想要深吸氣。

「在一開始的 48 個小時，我覺得要抵抗這種喘氣／深呼吸的衝動非常困難，我的身體似乎極度渴望吸到空氣。所以我不斷監測我的血氧濃度，確定身體已獲得足夠的氧氣，好讓自己放心。現在我已經可以更自然地控制呼吸，當呼吸習慣又故態復萌時，我也能很快發現，我變得對呼吸更有覺知，也更容易能夠迅速重新調整呼吸模式。」

我該多久練習一次？

為了重新訓練大腦，善用正確的神經路徑，並鼓勵主要的呼吸肌肉能被正確地啟動，我們建議你在一天當中經常性地進行呼吸練習。在門診中，我們建議患者每天進行3次，每次10分鐘的練習。許多患者回報說，在睡前練習10分鐘對於讓身體平靜、準備入睡非常有幫助。重要的是把這些練習時間排進你每天的行程裡，把它變成日常例行項目。假如你同時有疲勞的症狀，可以把呼吸練習併入每天那些有助於恢復健康的休息片段中。同樣地，假如出現焦慮感升高或有壓力，呼吸練習也能緩解身體的打或逃反應。

> 「我發現呼吸練習對於紓解我的恐慌格外有幫助，用更深長的吐納來調節我的呼吸，我也覺得肌肉變得更放鬆了。」

> 「我學到這種呼吸方式可以刺激自律神經系統中由副交感神經控制的『休息和消化』反應，而不是交感神經的打或逃反應。我現在每天都做兩次這種『呼吸再訓練』練習，每次10到15分鐘，而且我每天會自我檢查好幾次，確定我的呼吸速度是緩慢的。假如我不這樣每天練習，原本那種斷續急促的呼吸模式及其他症狀就會再度出現。」

練習控制呼吸的訣竅與技巧

- 在房間裡找一個長方形
  的物品，例如一扇窗
  戶、門或電視螢幕。用
  視線繞行這個長方形，
  在短邊時吸氣，長邊時
  吐氣。這麼做可以延長
  吐氣的時間。[4]

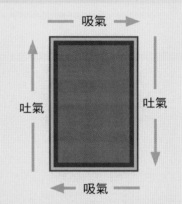

- 拿一根粗吸管（這一點
  很重要，這樣在吐氣時
  才不會覺得困難或者增加阻力），吐氣時緩緩往杯
  裡的水吹泡泡。確定你還是用鼻子吸氣。這也有助
  於延長呼吸循環的吐氣階段。

> 「用吸管吹泡泡真的很好玩！好像又重回對著草莓奶
> 昔吹泡泡的童年時光！」

---

4. 審訂注：一般呼氣其實吸氣時間是呼氣兩倍，此延長呼氣的練習在
   心肺功能復健很常見，是教導有呼吸衰竭傾向之病人有效率呼出二
   氧化碳，減少像是慢性阻塞性肺病 COPD 無效呼吸的惡性循環。

- 當你躺下來練習呼吸控制時，採取布拉德克里夫呼吸法的海灘姿勢™（beach pose™）把雙手放在腦後，可能很有幫助。當試著控制呼吸時，這個姿勢可以「關閉」輔助肌，減少上胸部的動作幅度。

- 練習腹式呼吸時，在肚子上放一本一般大小的精裝書，可以幫助你感知到呼吸的深度。也有人說，看著書本隨著呼吸上下起伏是一種很有用的視覺刺激。

- 請身邊的家人或同事幫忙觀察你的呼吸，看看呼吸是否開始變淺和變快。如果先向他們說明你出現呼吸異常的可能原因，藉由重申如何重新控制呼吸，他們能夠安撫你的情緒，讓你感到更安心。

- 拿一台手持式電風扇朝臉部吹風，可以減輕喘不過氣來的感覺；在臉上放一條冰涼的毛巾也有同樣的效果。

- 放鬆——在身體感覺放鬆時進行呼吸練習，這一點很重要。你還可以在呼吸練習前先做一小段正念練習或靜坐冥想，如果已經很熟悉這些練習的話，這些可能也有所助益。此外，你也可以先花一點時間做「身體掃描」，注意身體哪個部位可能感到緊繃或者不適，專心讓這些肌肉或緊張部位放鬆。

「當我的症狀復發時，我會靠著呼吸練習來取得主控權。」

「過去幾天我的生活品質真的有了明顯改變。這麼小的一件事，影響卻這麼大。」

如何提升活動程度？

當你對於平躺著練習呼吸技巧感到很自在的時候，你可以開始慢慢進展到坐姿、接著是站姿，最後才是走路和爬樓梯。隨著活動的費力程度增加，你的呼吸與心跳速率自然而然會上升，可能又會開始用嘴巴呼吸。然而，當你按照自己舒適的速度在平坦路面上行走時，把目標放在保持呼吸的平靜，儘可能地繼續用鼻子呼吸。這在一開始的時候可能會特別辛苦，但練習的次數越多就會越簡單。

在走路、爬樓梯和增加整體活動量時可嘗試的技巧

- 假如覺得用鼻子呼吸比較困難，可以試著噘起嘴巴吐氣。可以想像朝著一根蠟燭輕輕吹氣，讓燭火閃動。

- 假如在使勁或任何時候感覺呼吸困難，記住許多治療師都會提醒的建議：停下、放下、垂下！

  布拉德克里夫呼吸法：Stop Drop Flop™
  - 停下你正在做的事，檢查你的呼吸模式。
  - 放下，把一隻手放在肚子上，用鼻子做緩慢深長的腹式呼吸。
  - 垂下，放鬆頸部肌肉和肩關節，用嘴巴吐氣。

- 在伸手往前或彎腰撿取東西之前，先用鼻子慢慢深吸氣，接著在起身時吐氣。我們常用「動作時吐氣」一詞來幫患者記住，活動時要在比較費力的階段吐氣。

- 在爬樓梯或上坡，或者以較快的速度行走時，依照你的步伐來調整呼吸會很有幫助。比如可以吸氣走兩步，吐氣走三步，或者吸氣走三步，吐氣走四步。重點是找到覺得最舒服、自然的計數方式，而隨著你對呼吸技巧越來越自在，這個比例也會隨之變化。

- 經常檢查你的呼吸狀態，確定你沒有憋氣，或者一次吸進太大一口氣，造成肺部過度膨脹或者「過度充氣」——假如有疑慮，那就吐氣！（布拉德克里夫呼吸法™）

- 在活動的前後練習控制呼吸，可有助減少呼吸困難的感覺，讓你感到更有主控權。

有助於緩解呼吸困難的姿勢

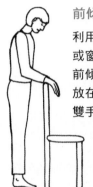

前傾站姿

利用一張椅子、桌子或窗台，身體稍微往前傾，把手臂輕輕地放在椅背上。手臂和雙手肌肉保持放鬆。

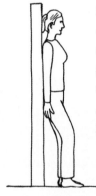

靠牆站立

背對著牆，雙腳稍微張開，站在離牆約30公分處，然後再把背靠到牆上。雙手自然地垂放在身體兩側。

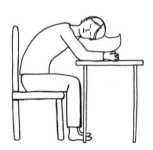

前傾坐姿——有桌子

從腰部往前趴在桌子上，把頭和頸部放在一、兩個枕頭上。手臂可以放在枕頭或桌面上。

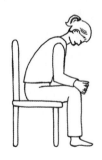

前傾坐姿——沒有桌子

從腰部往前傾，把手肘放在大腿上。手臂與雙手的肌肉保持放鬆。

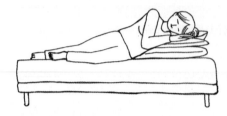

高側躺

朝任何一邊側躺，膝蓋稍微彎曲，上半身靠在枕頭上，確定頭和脖子底下有支撐物。

改編自布拉德克里夫呼吸法™的呼吸與說話訣竅

我們說話的聲音是由吐氣時的氣流衝擊到聲帶使其振動所產生。再由喉嚨、舌頭、嘴唇與軟顎來調節聲音。橫膈膜控制呼吸，因此改變呼吸方式可能影響到發聲，或者讓你在說話時更加喘不過氣。

- 說話的時候，在句子和句子的中間用鼻子緩慢呼吸，不要急著用嘴巴把一大口氣吸到上胸部。
- 逐漸進展到在句子之間透過嘴巴小口吸氣，確定空氣緩慢地下沉到腹部。
- 在心裡替自己要說的話加上逗號，製造停頓。
- 在鏡子前練習說話——例如緩慢朗誦字母。非常緩慢和堅定地開始練習。坐下來，放鬆頸部、肩關

節、上胸部，用鼻子吸氣，把氣一直送到腹部，用
剛剛吸進的空氣來發聲，慢慢唸出「A」。暫停片
刻，然後再重複，唸出「B」，以此類推。

- 練習看著書大聲朗讀並且錄音。每隔幾週就做一
  次，監測自己進步的程度。
- 聆聽自己的語音信箱留言，觀察說話的速度是否太
  快，說話時是否聽起來像是喘不過氣。
- 觀察別人說話時的呼吸模式，在講電話時仔細聆
  聽。
- 繼續專心練習從「鼻子、下沉與放慢」™ 技巧裡學
  到的要點。

當覺得呼吸困難時，當下的情況不一定允許你躺下來進
行前面描述過的呼吸練習。次頁的示意圖列出了幾種有助於
重新取得呼吸控制權的姿勢，並且利用布拉德克里夫呼吸法
的「鼻子、下沉與放慢」™ 技巧。

「在心裡替要說的句子加上逗號、放慢說話的速度、在句子
和句子之間用鼻子吸一小口氣，說話前先琢磨想要說或必須
要說的話，這些技巧讓我在講電話或用 Zoom 進行視訊會議
時更容易，比較不會累，也更有覺知。」

呼吸與進食的訣竅

- 避免邊走邊吃：坐下來吃東西，不要在嘴裡塞滿食物的情況下說話。這常常可能讓你吞進太多的空氣造成脹氣。假如覺得喉嚨很緊繃，每次只吃一小口食物。
- 回想一下進食時的姿勢，因為歪坐在一張低矮的椅子上可能使橫膈膜的運動受到胃部阻礙。
- 小口喝水，避免吞進空氣。用吸管喝水是練習啜飲和吞嚥的好方法，配合呼吸以免吞進空氣。

咳嗽

新冠肺炎急性期的常見症狀之一就是乾咳。長新冠的患者也會持續出現這種症狀。

咳嗽是身體一種的自然反應，有助於清除呼吸道與喉嚨裡的東西。這可能是異物（比如食物）或者痰（黏液或濃痰）。然而，咳嗽也可能是某種潛在疾病的症狀。假如咳嗽持續超過八週，那麼最好馬上去看醫生。假如找不到原因，那可能表示咳嗽沒什麼用處，而是已經變成了習慣。經常咳嗽會增加能量的耗損，

長期下來可能讓人精疲力竭。咳嗽還可能造成胸部或
肋骨疼痛、刺激呼吸道和喉嚨（喉頭），繼而又增加
咳嗽的慾望，形成惡性循環。

假如已經排除咳嗽的潛在原因，那就應該要設法克制
咳嗽，減少它對生活的影響。這裡有幾個可能對你有
幫助的一般性提示和要訣。跟其他長新冠症狀的自我
管理策略一樣，越是常練習，就越容易把這些方法結
合到日常生活裡。

* 利用前面建議的呼吸控制技巧，尤其是用鼻子呼
  吸，可有助於減少對喉嚨與上呼吸道的刺激。
* 一整天要喝足量的水，晚上也要把水放在伸手可及
  處。這可以讓喉嚨保持濕潤，減少喉嚨可能出現的
  搔癢感覺。
* 避免或減少飲用含咖啡因的飲料，這些飲料可能讓
  你更想咳嗽。[5]
* 避免香菸或香水等外部刺激物，這些物品可能刺激
  呼吸道，引發咳嗽和胃灼熱。

---

5. 審訂注：一般而言咖啡因與茶鹼是減緩咳嗽症狀，然而此處所示是
   因為有些病人壓力大、睡不好，而有「胃食道逆流」，而可能加重咳
   嗽症狀，故病人可與醫師討論實際狀況調整個人化飲食建議。

- 假如覺得很想咳嗽，可以試著「把咳嗽吞下去」，或者含一顆硬糖或冰塊來紓解喉嚨的不適。
- 假如經常使用吸入劑，記得定期請人檢視你的使用方式，因為使用方法不正確也可能引起咳嗽。假如使用的是類固醇吸入劑，用完後記得要漱口，減少殘留在喉部的藥劑，免得讓咳嗽加劇。

進一步支援

假如持續出現和呼吸困難相關的症狀，我們建議應向醫療照護提供者尋求進一步的評判，並由合格的物理治療師提供你更多協助，他們可以進行全面性的評估，並提供個人化的呼吸再訓練方案。

摘要

- 呼吸困難是長新冠最常見的症狀之一，可能讓人感到非常害怕和無力。
- 對多數長新冠患者來說，針對呼吸困難的標準檢查結果通常是正常的，找不到肺部受損的證據。
- 在長新冠門診中，我們看到許多患者都為呼吸困難所苦。呼吸方式的改變可能導致呼吸困難，也可能導致本章中所討論的許多其他症狀。這就是所謂的「呼吸模式障礙」（Breathing Pattern Disorder）。
- 藉由練習我們在本章中所解釋的策略和技巧，就能學會控制呼吸，重新調整呼吸模式，減少喘不過氣的感覺。

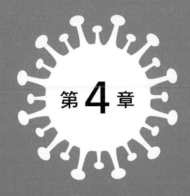

第 **4** 章

睡眠與長新冠

克里斯多夫・滕博爾、艾蜜麗・弗雷澤、

瑞秋・羅傑斯、海倫・戴維斯

在本章中，我們會解釋正常睡眠的基本知識，概述造成長新冠患者睡不好的常見問題，並提供改善睡眠品質的祕訣。我們也會探討最常見的睡眠障礙，阻塞型睡眠呼吸中止症（OSA），這也許值得極度嗜睡的人思考。

睡不好的影響

我們目前還在試著理解新冠病毒究竟是如何導致長新冠的各種症狀。有些症狀很容易解釋，例如嗅覺喪失（因為嗅覺神經路徑受損），但其他如疲勞與睡眠中斷等症狀發生的原因就不是那麼明確。睡不好是許多疾病的症狀之一，可能對我們的不適感有重大影響，並且幾乎總是會影響我們應付症狀負擔的方式。

許多長新冠患者形容他們平常的睡眠模式有中斷的現象，這可能會大大影響睡眠品質。睡不好的影響非常廣泛，不只是記憶、理解與推理等認知功能會打折扣，也會波及我們的情緒和心理健康，從長遠來看，增加重大醫療與心理問題的風險。許多長新冠患者發現，晚上睡不好會讓幾乎所有其他症狀更為惡化，尤其是疲勞與腦霧。相反地，假如晚上睡了個好覺，這些症狀通常會得到緩解，患者也回報說感覺更有辦法應付接下來一天的活動。

> 「我有兩個小孩，所以我知道睡眠不足是什麼感覺。但那跟我現在的睡不好完全不是同等級的問題。我實在累壞了，但就算運氣好能夠睡著，我又會在幾分鐘內醒過來，彷彿有人給我注射了 1 公升的咖啡。真是讓人身心俱疲。」

　　長新冠對睡眠的影響因人而異。可能很難入睡，也有可能入睡沒問題，卻沒辦法一覺睡到天亮，要不是一大早就醒過來，就是一整個晚上睡睡醒醒。有些人則會做異常逼真的夢或令人不快的惡夢。還有人會睡得太久，這跟無法獲得足夠的良好睡眠同樣都是問題。

　　許多長新冠患者回報說，他們睡醒之後不再感到精神飽滿。在長新冠門診裡，假如患者形容有睡眠的問題，我們通常會詢問他的睡眠習慣，包括就寢和早上起床的時間。檢視半夜醒過來的原因（如果知道的話）可幫助我們了解導致睡眠不佳的因素。透過這些問題也可以辨識出患有睡眠障礙（sleep disorder），如阻塞型睡眠呼吸中止症的患者，這種症狀可能在感染新冠病毒後才發生，又或者因為染疫而變得更嚴重。

睡眠

　　睡眠對於我們的健康和幸福感至關重要。它就跟吃飯喝

水一樣根本。我們每天大約會花1/3的時間在睡覺上，這段時間是形成記憶、學習、處理情緒及良好健康的關鍵。

睡眠壓力

　　睡眠受到兩種生理機制過程所控制（見圖1）。第一種是我們所謂的「睡眠壓力」。這是在一天當中隨著我們清醒的時數增加而逐漸累積的睡眠需求（或壓力）。有些情況會導致睡眠壓力增加，例如疾病（包括感染）、考驗心智的活動以及體能活動量增加等。

生理時鐘

　　第二種生理機制是我們的生理時鐘（又稱為晝夜節律），由日照時間所控制。早上的陽光幫助我們醒來，夜晚的黑暗則會讓我們想睡。這是因為黑暗會刺激大腦分泌一種名為褪黑激素的荷爾蒙，對於控制我們的生理時鐘有關鍵性的影響。褪黑激素的濃度升高與睡眠壓力增加（源自於我們清醒的時數）會一起幫助我們睡一晚好覺。也就是說，干擾其中任一種機制的活動，會讓我們比較睡不好。比方說，在晚上曝露在光線下（尤其是電子螢幕散發出的藍光）會使褪黑激素延後釋放，而在白天小睡則會減少睡眠壓力以及晚上入睡的動力。

圖 1：

控制睡眠的兩種生理機制為睡眠壓力與生理時鐘或晝夜節律。當
我們醒來後，睡眠壓力會在一天當中逐漸累積，增加睡眠的需
求。早上的日光能喚醒我們的生理時鐘，讓我們保持警醒，直到
日落。暮色則會引發褪黑激素的釋放，再加上睡眠壓力的增加，
就會讓我們覺得想睡。到了晚上，睡眠可以讓我們的睡眠壓力歸
零，使我們早上醒來時精神煥發。

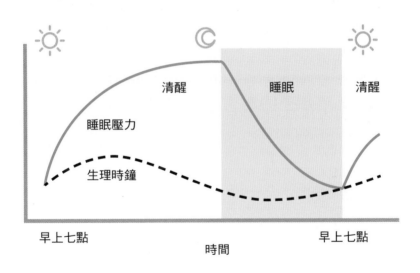

我們需要多少睡眠？

每個人為了維持身體正常運作所需的睡眠時間不同，大多數人每晚要會睡7到9小時。不過，你很可能就是那種睡不到7小時卻仍然應付自如的人（真幸運！），又或者你是偏向愛睏的那一端，每晚需要超過9小時的睡眠。

現代人每天行程忙碌又長期使用電子螢幕，這種生活型態經常導致控制睡眠的正常生理機制受到干擾，讓人沒辦法好好睡覺。長期將睡眠時間減少到低於6小時，會增加健康出問題的風險，包括糖尿病、高血壓與心臟病都與之相關。

優質的睡眠

睡眠的品質同樣也很重要。為了實現優質睡眠，大腦需要能夠自然地歷經不同的睡眠階段（見下文中的睡眠週期）。

睡眠週期因人而異，每晚的週期也可能不同，這取決於很多因素（如年紀、是否飲酒、服用哪些藥物等）。每個週期大約是90分鐘，我們每晚一般會歷經4到6次的睡眠週期

循環。第一個週期通常是最短的，其後的週期則多半比較長。在睡眠週期快結束時人會變得快要清醒，甚至真的醒過來，然後又再進入下一個睡眠週期，這種狀況是很常見的。有些人抱怨說，他們時常在夜裡的同一個時刻醒來；不過這其實只是他們體內的生理時鐘正常規律運作的跡象。

令人驚訝的是，極度嗜睡也跟身體和心理的問題有關，長期下來同樣也可能導致體適能喪失和疲勞，此外還可能引發如頭痛、情緒低落與疼痛等其他問題。

睡眠週期

當我們剛開始入睡時，我們的肌肉放鬆、呼吸與心跳速率變慢。在這之後，我們會歷經較淺的睡眠階段（稱為第一和第二階段），再進入較深層的睡眠，也就是第三階段，以及快速動眼期（REM）。在快速動眼睡眠期間，肌肉會幾乎完全麻痺，只有呼吸肌肉與眼部肌肉例外。在這個階段，眼球會在眼皮底下快速運動（所以被稱為快速動眼期），大多數的夢境也發生在此時。據信這些較深層的睡眠階段有助於學習、記憶和情緒。因此，減少這些階段可能妨害記憶形成、學習和情緒的處理。長期下來，還可能造成身體

的生理壓力，增加疾病風險。不規律的睡眠模式、斷斷續續的睡眠和睡眠障礙都會減少這種具有修復作用的深層睡眠。藥物（包括安眠藥）和酒精或許會讓你感到比較容易入睡，卻會削弱大腦進入深層睡眠的能力，反而對整體睡眠品質有負面影響。

長新冠的睡眠

當我們因為感染，也包括感染新冠病毒，而感覺身體不適時，我們通常需要更多的睡眠和休息。這是一種重要的生理反應，因為這能改善免疫系統對抗感染的能力。睡眠的修復機制在疾病的恢復期是不可或缺的，有助於療癒。事實上，在歷經重病之後，我們常會在接下來數週的恢復期間感到全身無力、疲憊不堪。感染新冠肺炎的重症患者通常發現，他們每晚必須再多睡幾小時，也可能發現到了白天還需要額外的睡眠。這都是完全正常的現象，經過數週或週月後，他們所需要的睡眠時間通常會開始減少，逐漸回到正常。

但對許多長新冠患者而言，他們的睡眠問題與其說是睡得太多，不如說是睡眠品質不佳所導致。他們平常的睡眠模

式在病後出現改變，或者睡眠經常受到干擾、變得斷斷續續。許多人晚上很難入睡。雖然導致長新冠睡眠問題的因素很多，不過仍有一些較普遍的原因。當閱讀到以下段落時，仔細想想哪些可能跟你的睡眠問題有關，再考慮是否有哪些建議可以幫助你更好睡。

疲勞

正如我們在第 2 章所提到的，疲勞和疲累並不相同。疲累是生活正常的一部分，提示你該睡覺了。通常在好好睡一覺後，你的能量就會重新恢復，疲累感也會消失。疲勞則比疲累的感覺更為持久、更無孔不入，伴隨全身性的疲累，常被形容為精疲力竭，可能使身體的正常運作受限，而睡眠只能部分（或暫時）緩解這種感覺。患者有時會形容感覺全身的力氣都被抽空了，或者累到不支倒地。

然而，疲勞和疲累雖然有所不同，卻仍有密切的關連。當我們感到疲累時，我們也會感到疲勞；當我們覺得疲勞時，通常也覺得很累。因此為了減輕疲勞的程度，優質睡眠就是關鍵。

當我們感覺疲累或疲勞時，直覺的反應就是想要休息。白天小睡有時很有幫助，能幫我們撐到就寢時間，還能進行如煮晚飯和照顧小孩等重要的日常任務。不過小睡時間太久卻會造成反效果。在大約 20 分鐘後，我們就會開始進入較

深層的睡眠階段，這雖然可以減少睡眠壓力，卻也會打亂大腦的睡醒節奏，使我們晚上難以入睡或無法一覺到天明。白天小睡的人常形容晚上睡覺時輾轉反側、睡得很淺，經常醒過來。這會讓人很想賴在床上試著多睡一會兒，好彌補沒睡好的感覺。不過這反而又打亂了生理時鐘，干擾了睡眠模式，最終導致無休止的疲累與疲勞感。良好的睡眠衛生有助於解決這種狀況（見第155頁）。

失去常規

長新冠可能對工作帶來重大影響，許多患者無法回到原本的日常作息。失去常規會造成就寢時間的延遲或改變，而你每天可能在不同的時間睡覺和起床。體能與心智活動的減少也會降低睡眠壓力，雖然你常常覺得很累，卻可能很難入睡和很難一覺到天明。

體能活動減少

長新冠門診的大多數患者原本身體都很健康，會每天或每週定時運動。過去的研究顯示，適度的有氧運動可以改善睡眠品質，讓人比較容易入睡，並達到較深層的修復睡眠。

伴隨長新冠而來的疲勞和身體不適感，讓運動變得不那麼容易或者吸引人。有些人連穿衣服和做早餐等簡單的日常

活動都做不到，所以他們的體能活動量也大幅減少。長新冠患者也常發現，運動之後疲勞的症狀會惡化，有時候甚至可能幾天都下不了床。

　　不幸的是，這個問題目前沒有「速解」，患者依照自己的步調緩慢漸進地體能活動的程度非常重要。儘管現在可能仍無法從事原本的體能活動，還是可以把一些較小的活動元素納入日常生活裡。你能達到多少活動量取決於個人的狀況，在第5章〈恢復體能活動〉中會對此有更進一步的建議。

心理健康

　　睡眠中斷是長新冠的常見症狀，睡不好可能增加情緒障礙、焦慮與憂鬱症的發生機率。對有些人而言，出現慢性的長新冠症狀，再加上身體長期不適所引發的挫折感，都會造成極大的壓力和憂慮，這又會直接波及到睡眠的品質。也可能焦慮和情緒低落的情況在感染新冠病毒之前就已有一定程度的存在，不過因為身體不適而變得更加嚴重。

　　焦慮和慢性壓力與生理喚醒（physiological arousal）增加有關，此時體內會分泌荷爾蒙（皮質醇和腎上腺素），製造出「打或逃」交感反應。雖然這在緊急狀況或高壓的情況下很有用，卻無助於讓人入睡。有焦慮症狀的人通常很難睡著，經常在半夜或凌晨醒來，然後就再也無法入睡。其他人

則覺得睡眠非常淺，只要有一丁點動靜就會醒過來。優質睡眠會關閉「打或逃」的交感反應，啟動副交感神經系統，以降低心跳與呼吸速率，促進身體的放鬆感。假如認為焦慮和壓力是造成晚上睡不好的原因，在睡前做一些放鬆的活動，或者聽一段放鬆導引可能有助於入眠。

　　睡眠受到干擾、品質不佳是憂鬱症的風險因子之一，同樣地，憂鬱症患者也很常發生睡眠問題。早醒是憂鬱症的常見症狀，過度嗜睡雖然較少見，但也可能是憂鬱症的徵兆。假如一直為情緒低落或長期焦慮所苦，或許應該跟醫療照護提供者做進一步的討論。

　　當身體不適時，通常會擔心睡不好的後果，但給自己施加壓力以求睡個好覺卻可能適得其反，導致睡眠不佳的惡性循環。這種惡性循環有可能很難擺脫，透過認知行為治療（CBT），也就是一種協助管理思緒和行為的談話治療，或許對於這一類的問題有所幫助。失眠的認知行為治療（CBT-insomnia）則是指專門替有失眠困擾的患者所設計的認知行為療法，對解決睡眠問題格外有效。

惡夢／逼真夢境／創傷後壓力症候群

經歷類似新冠肺炎的創傷經驗之後會做惡夢並不罕見，因為夢通常反映出我們的日常生活。許多長新冠患者回報説，他們會做極為逼真的夢或者惡夢；有些人還形容説，與他們疾病急性期相關的事件會再度出現在夢裡，不過也有些人的夢境與他們的經驗無關。

> 「總的來説，我覺得自己算是幸運的，我對於出院之後的復原狀況相當滿意。不過我的情緒起伏很大，有時候住在加護病房時的情境會重新在腦中浮現。我做過一個夢，夢裡我從高處往下看著自己，我戴著呼吸器，醫護人員正要把我翻到俯臥的姿勢。」

對某些人來説，與急性疾病相關的恐懼（尤其是生病期間曾在夜間發生呼吸困難）始終不會完全消失，患者可能仍對入睡感到害怕。對於曾經住院，並且需要透過面罩輸送氧氣，或者曾經住進加護病房的患者來説可能會更明顯。

經驗重現、夢境過度逼真或者做惡夢，在歷經這些之後並不奇怪，而且可能是創傷後壓力症候群（PTSD）的徵兆之一。假如經常為這些症狀所苦，或許應該跟醫生討論一下。

圖 2

導致長新冠睡眠障礙的因素。疲勞是長新冠患者非常常見的症狀。疲勞通常會讓生活失去常規和體能活動減少。除了這些因素之外，再加上因為長新冠的不適症狀持續、新冠肺炎全球疫情遲不結束而加劇的焦慮感，都可能造成睡眠障礙，而睡不好本身也可能讓疲勞的症狀更惡化。

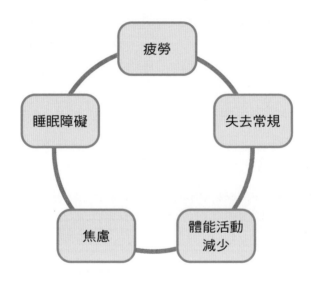

實用的症狀管理方法

　　在探討過新冠肺炎引發睡眠問題的幾種原因後，會發現這些問題都是互相關聯的。所以，不論到底是什麼原因讓你

睡不好，現在來看看可以幫助改善睡眠品質的一些方法。

睡眠衛生

　　遵行健康的睡眠衛生原則，避免會負面影響睡眠品質的行為是至關重要的。睡眠衛生（Sleep hygiene）指的是一套有助改善睡眠品質的方法。雖然有些建議似乎有些不言自明，但有睡眠困擾的人卻經常未能照著去做。當閱讀這些建議時，想想是否曾經遵照這些原則，如果沒有的話就試著照做，看看自己的睡眠品質在接下來幾週是否受到影響。

睡眠時間表

- 保持規律的就寢和起床時間。這可以讓生理時鐘順利運作，有助於睡眠。
- 在工作日和放假日維持大致相同的就寢規律。
- 即使週末也要努力在差不多同樣的時間起床。試著避免在週末「補眠」或太過賴床，因為起床的時間越晚，到了該就寢的時間就越會不想睡。
- 假如工作必須輪班，試著盡量減少大多數晚上的就寢時間差異。

白天的時候

- 早上的日光已被證明是維持生理時鐘運作良好的關鍵，因此也能讓晚上睡得比較好。如果可能的話，早上到戶外在自然光底下至少停留10分鐘，就算只是在自家庭院裡或在住家附近也好。
- 視目前的復原階段而定，規律的體能活動有助於產生部分「睡眠壓力」，讓你在夜晚感到疲累（參見第2章〈疲勞管理〉與第5章〈恢復體能活動〉）。
- 從事低到中度的體能活動有助於睡眠。試著養成習慣，如果可能的話，盡量在白天，而不要在晚上接近就寢的時間進行。
- 假如有睡眠困擾，避免在中午過後攝取咖啡因。喝下咖啡12小時後，大約仍有25％的咖啡因還留在體內。
- 把整體的咖啡因攝取量限制在最低範圍內，考慮嘗試低咖啡因的選擇。請記住，大多數的能量飲料、汽水，以及茶和咖啡都含有咖啡因。
- 避免飲酒，特別是在下午6點以後。酒精雖然會讓你想睡，但卻會讓睡眠品質變差並且影響情緒。

白天的小睡

- 假如目前的能量狀態讓你白天不得不小睡，就把這些小睡時間排進每天的行程表裡（參見第2章〈疲勞管理〉）。
- 試著不要在下午3、4點或接近傍晚時小睡，因為這離就寢時間太近，可能使睡眠壓力減少。
- 小睡時間不要超過20分鐘，休息或小睡前先設好鬧鐘（否則就會進入較深層的睡眠，而這又會干擾到晚上的睡眠）。
- 在臥室以外的地方小睡，把臥室保留給晚間的睡眠與親密活動。

就寢前

- 在晚上挪出一點時間放鬆身心。你可能會想花些時間反思或討論當天發生的事，或者計畫第二天的活動，盡量避免在接近就寢時間前這麼做。
- 有很多睡前的放鬆紓壓技巧可以幫助更快入睡，包括輕鬆的音樂、呼吸練習與靜坐等。放鬆導引也很有幫助，可以用手機下載相關軟體或者在網路上搜尋。
- 在睡前一、兩小時泡個熱水澡或用熱水淋浴能讓人放鬆，體溫之後也會更容易自然下降，這可以幫助準備入睡。

- 在床邊放一枝筆和紙。假如發現自己又開始在腦子裡安排
  各種計畫，把想法寫下來，這樣你就能放心，知道可以在
  更合適的時間再來處理這些跑不掉的事項。

臥室的環境

- 試著把臥室專門保留給睡眠和親密活動。
- 如果可能，另尋一個可以工作或放鬆的環境；這有助於讓
  大腦理解，臥室是用來睡覺的。
- 如果不可能這麼做，試著在房間裡製造出不同的「區域」
  來做其他的工作，把床專門保留給睡覺用。
- 儘可能地把臥室布置得更舒適：涼爽而又不至於寒冷，昏
  暗且安靜。
  ——遮光窗簾或百葉窗可能有幫助。
  ——耳塞也很有用。
- 不要把手機、平板電腦、筆記型電腦和電視等電子裝置放
  在臥室。
- 考慮在睡前幾小時關掉家裡半數的燈光。更好的辦法是改
  用蠟燭——燭光不會像某些夜間照明裝置那樣產生光害。[1]
- 不要用手機當鬧鐘，以避免手機留在房間裡造成分心。

---

1. 審訂注：選擇使用蠟燭宜保持室內適當通風。

- 不要讓寵物進臥室，尤其是如果它們很吵或者躁動不安，會在晚上把你叫醒的話。

筆記型電腦、一般桌用電腦、平板電腦和智慧型手機之類的電子螢幕都含有一種藍光，會抑制褪黑激素（睡眠荷爾蒙）的分泌。在白天的時候，藍光（太陽也會散發出藍光）可有助於讓我們感覺更警醒。不過，在接近就寢的時間，藍光卻會讓身體誤以為現在還是白天。有些人說他們不覺得睡前使用這些電子裝置會讓他們較難入睡——但藍光仍可能干擾你的睡眠品質。再加上一般人常在這些裝置上從事較刺激或更吸引注意力的活動，這都可能擾亂睡眠。雖然夜間螢幕模式可減少電子螢幕散發的藍光量，我們還是建議睡前至少一小時最好避免使用這些電子裝置。

「我知道自己陷入了不良的睡眠習慣，所以我開始在小睡時先調好鬧鐘，這樣我才不會睡太久。我每天至少需要小睡好幾次，因為我覺得非常疲倦，所以回去工作讓我很擔心。不過我的直屬主管非常體諒我，同意讓我在下午到自己車上小睡一下，這對我很有幫助。現在雖然我下班時還是疲憊不

堪，但已經可以一覺睡到天亮，白天不需要再睡覺了。晚上能夠睡個好覺，讓我總算可以見到隧道盡頭的亮光，但我離完全恢復正常還有一大段距離。」

阻塞型睡眠呼吸中止症

阻塞型睡眠呼吸中止症（OSA）是一種會影響到睡眠期間呼吸的疾病。上呼吸道（喉嚨）的肌肉在睡眠時會放鬆，而上呼吸道變窄則會導致震動和打鼾，假如呼吸道變得更窄，還可能造成呼吸中止。這些狀況通常會在患者發出一次響亮的鼾聲，或者咳嗽和感覺哽住之後結束，可能跟患者的睡眠較淺或半夜醒來有關。這會讓人白天覺得很累、嗜睡，記憶力和注意力衰退。嗜睡跟很累不一樣，因為嗜睡指的是無法保持清醒，以及很難抑制睡著的衝動。

有些人以為自己有失眠的問題去看醫生，其實造成他們半夜醒來後再也睡不著的原因，就是阻塞型睡眠呼吸中止症。阻塞型睡眠呼吸中止症的風險因子包括高齡、男性、體重過重、扁桃體肥大，以及下顎後縮等，不過很多其他人也可能有這種問題。假如常在白天覺得想睡，或者鼾聲非常響亮，又或者有人曾在你睡覺時注意到你的呼吸中斷，就應該跟醫療照護提供者討論是否罹患了阻塞型睡眠呼吸中止症，因為這可能（在其他長新冠症狀之外）導致你的疲累和疲

勞。醫生可能要求你填寫一份問卷，以便找出你是否有罹病的風險。醫生也可能為你安排一次睡眠檢測，通常是在家裡進行，你會在睡覺時穿戴一些裝置來記錄血氧濃度、心跳速率，以及呼吸氣流、聲音、睡眠干擾標記與胸腔運動等其他數據。

　　阻塞型睡眠呼吸中止症的療法端視患者受影響的程度而定。症狀輕微或者白天沒有嗜睡症狀的患者，可以透過減重、減少攝取酒精和停用鎮靜類藥物等方式來因應。不過，症狀很明顯的患者則可能需要使用持續正壓呼吸器（CPAP）。這種裝置是將緊密貼合臉部的面罩，接上床邊的一台機器，藉由機器把空氣徐徐地送到喉嚨後方，以協助打開上呼吸道，阻止打鼾與呼吸中止的發生（需要住院接受呼吸支持的新冠肺炎重症患者所接受的也是同一種療法）。另一種治療方式則是下顎前移裝置，這是一種在睡覺時才會戴上的特殊牙套，通常是由牙醫來裝設。這種牙套會把下排牙齒和下顎往前移，以減少打鼾和呼吸中止的發生。

「我一直都會打鼾，我太太曾告訴我，我有時候會在睡覺時停止呼吸，她得要戳戳我，我才會重新開始呼吸。當我從新冠肺炎中康復時，打鼾的情況變得更嚴重，我白天都覺得很累，我會在看電視看到一半，甚至在我太太開車時坐在旁邊就睡著──我會在開車去超市短短十分鐘的路上睡著。我去請教醫生，醫生安排我做了一次睡眠檢測，證明我確實罹患

了睡眠呼吸中止症。我去看了專科醫生，他建議我使用持續正壓呼吸器，這種面罩是在晚上佩戴，可以讓我在睡覺的時候呼吸比較順暢。一開始我因為戴了面罩有異物感而睡不著，但持續嘗試一陣子之後，我現在不戴面罩就沒辦法睡覺。我白天變得更有精神，不再那麼容易打瞌睡。我太太也很高興，因為她現在晚上也可以睡得比較好了！」

摘要

- 睡眠問題是很常見的長新冠症狀，但只要遵從一些簡單的訣竅就能改善。
- 改善睡眠品質有助於改善你的能量程度，讓你能更輕鬆地應付其他症狀，進行日常活動。
- 保持規律的日常作息，遵從好的睡眠衛生，或許不一定能睡個完美的一覺，但長期下來卻很可能改善睡眠品質。
- 阻塞型睡眠呼吸中止症可能導致白天過度嗜睡。假如會大聲打鼾，或者曾在睡覺時呼吸中斷，或許應該跟你的醫療照護提供者做進一步討論。

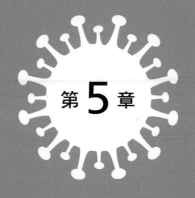

第 **5** 章

恢復體能活動

蘇雷曼・拉提夫、茱莉亞・牛頓、

克里斯・史皮爾斯

　　在本章中，我們要介紹一些曾經幫助過長新冠門診患者的建議和策略，不論你的狀況如何，都能引導你重新恢復體能活動。我們希望這些建議可以幫你認清體能的現狀，設定實際的目標，變得更有活力。

你的現狀

　　你之所以會讀這本書，或許是因為受到長新冠症狀的困擾，想要藉由恢復先前習慣的體能活動程度，重新找回以前的自己。又或者在感染新冠病毒後，希望讓身體變得比生病前更活躍。你可能對於做運動還有一些顧慮。

　　我們對新冠病毒的了解越來越多，也知道它對身體的影響可能與我們所熟知的許多病毒不同。經過任何病毒感染或者生病一段時間之後，我們的活動與健康程度需要一點時間才能完全恢復，這是很正常的現象。對於曾經感染新冠病毒的人來說，康復的過程有時可能拖延很久，搞不好要花上數月（甚至可能好幾年）的時間，而非在數天或數週內就能恢復。

　　雖然你可能會忍不住，但請不要一直去回顧自己能夠輕易保持體能活躍的時候，這一點很重要。在體能恢復道路上的起點，必須按照目前的體能狀況來設定。然後才能逐步朝以前做得到的運動程度邁進。

期待

新冠肺炎的症狀可能影響任何人，從很少運動的阿宅，到矢志奪冠的頂尖運動員都無法倖免。它能夠讓你即便只是做一點簡單的日常活動，也會感到疲累和虛弱，喘不過氣，還有肌肉和胸口疼痛。這可能讓你失去鬥志，心情沮喪。但重要的是要記住，你並不是孤軍奮鬥。

我們察覺到即使在確診新冠肺炎時症狀輕微，並不一定表示就能輕鬆復原。症狀在確診幾個月之後，很可能比剛確診時還要更嚴重。比如光是帶小狗出門散步就可能讓你精疲力盡，待在家裡蒔花養草、處理家務，或甚至爬個樓梯也可能讓你體力不支、深感挫折。因此重點在於設定符合現實的期待，雖然這些期待很可能跟你在生病前的抱負和目標相去甚遠。在你康復的過程中，你必須傾聽身體的聲音，幫助自己找到休息與活動之間的平衡點，並且認知到這個過程恐怕得要花一些時間。

在開始之前

由於這可能是朝向更高階體能活動邁出的第一步，或許應該先檢視一下你的動機。因為對於任何想要運動的人來

說，首要之務是找到真心喜歡的運動。利用這個時間想一想，哪些類型的體能活動是喜歡又能夠堅持下去的。花一點時間思考下列問題的答案，甚至可以把它們寫下來。

- 在染疫之前，體能活動是如何融入我的生活？
- 我以前最喜歡做哪些活動？
- 增進目前的體能程度對我有多重要？
- 我對於增加自己的體能程度有多少信心？

設定目標

讓自己變得更有活力並為此做出改變的想法，有時會讓人望之卻步。

設定目標能讓你保持專注，態度也會更為積極。在你可能仍因長新冠症狀所苦的情況下，這麼做能讓你比較應付得來。考慮一些短期目標也很棒，這會讓你需要作出的改變感覺更容易實現。在設定目標時，採取SMART的原則非常有用。

SMART 原則

- **內容明確（Specific）**。你的目標應該清楚表明想做到的事，比如「一口氣爬上住家附近的山丘。」
- **可以測量（Measurable）**。找出可以測量和追蹤進度的方法，比如「每隔一到兩週增加我能走得到的路燈桿數量。」
- **可以實現（Attainable）**。如果目標非常困難，最後可能無法實現，因此最好選擇輕鬆和實際的目標。比方說，如果目前不怎麼活動，與其把目標設成「出門跑步」，比較好的目標應該是在住家附近一條距離不長的路徑上快走，中間不休息。
- **有相關性（Relevant）**。設定的目標最好能和你所珍視的事物有關。例如從自家出發快走，去拜訪住在你所選擇路徑上的家人和朋友，或者跟小孩一起出門騎單車。
- **有時間限制（Time-framed）**。想想你打算每隔多久從事這些活動，每一次活動的時間有多長。在復原的初期，可能每天要分好幾次活動，每次只能活動幾分鐘，而且還要穿插比平常更久的休息時間。

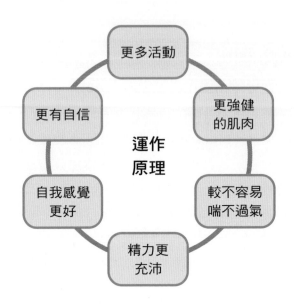

體能活動與勞動後倦怠

　　你的症狀、經驗與生活環境都是獨特的。做得到或做不到的活動，也跟別人不同。這表示你的焦點可能會和其他長新冠患者不一樣。你的目標有可能是專注在日常生活的活動上，例如在家處理家務和出門辦事，有可能是全面恢復正常工作，又或者是重新恢復每天的運動。所謂的體能活動包括了在空閒時的活動，處理日常事務，以及在職場或學校裡的活動。

　　在體力勞動後感覺疲累是很正常的，通常在休息或好好

睡一覺之後很快就可以恢復。但假如活動後的疲勞在12到48小時後反而更加惡化，並且維持幾天到幾週時間，這就是所謂的勞動後倦怠。當設定目標，打算全面性地增加體能活動時，最重要的是找出最合適的活動量和強度，以免讓你的症狀在活動之後或接下來幾天惡化。這可能得經過一段反覆試驗，那也無妨。記住，目標是長期的進展和一貫性。假如曾感受到勞動後倦怠，你應該考慮從事可以降低未來發生疲勞後倦怠的可能性和嚴重程度的活動，讓你得以持續負擔和享受體能活動並逐漸進步。假如在體能運動後覺得疲勞而必須休息幾天，你可能會覺得喪氣，認為自己退步了。請記住，有這種感覺是很正常的。

> 「我現在走路和跑步的狀況都好多了。我認為這是因為我規律進行短距離步行和一些慢節奏短跑運動的結果。至於其他方面的進展，我限制自己花在繁重任務的時間，免得把自己累壞，反而破壞了接下來幾天的活動。我也先從短程駕駛開始，再逐漸增加距離，恢復了長途駕駛的能力。」

　　計畫日常活動時要確定自己不會超過目前的體力上限。思考一下自己的運動自覺強度（RPE）——詳情請參見下頁的量表。這是一種從0分到10分、用以評估自己感覺活動費力程度的簡易方法。0分代表完全不費力，10分則代表能夠使力的最大值。在你逐步復原期間，這份量表能幫助選擇

最適合的活動。這些活動包括處理家務、整理庭院、步行、游泳、騎單車或任何其他你認為重要的活動。

博格RPE運動自覺量表（Borg CR10 scale）[1]

等級	描述
0	毫無感覺
0.5	非常、非常弱
1	非常弱
2	相當弱
3	中等
4	有些吃力
5	吃力
6	—
7	非常吃力
8	—
9	—
10	非常、非常吃力（最大值）

----

1. 注：Borg, G., 博格運動自覺強度與疼痛量表（Human Kinetics, 1998）。

　　請注意，這份量表和第2章〈疲勞管理〉中所介紹的，在活動之後從0到10為疲勞感評分的量表不同。本章中所提到的運動自覺強度，指的是在從事體能活動期間的費力程度評量（感覺自己有多費力），而不是在體能活動之後的疲勞程度。

　　我們建議，先從10級的運動自覺量表中的第4級，也就是感覺「有些吃力」，甚至等級更低的活動開始。以實際執行面而言，這是可以一邊運動一邊與人交談的程度，即使呼吸可能變得有點急促。你還是停留在你的體能舒適區內，只不過會比平常略微吃力一些。接下來可以觀察自己的症狀，看看對這種運動程度的反應。

> 「6月初的某一天，我睡醒之後突然感覺需要運動。我先從容易的目標開始，每週騎一次單車，每次騎20分鐘，騎完車以後我感覺棒極了。接著慢慢進展（我很小心，因為我可不想再努力過頭）到每週2次、然後是3次，此後我就一直保持這個程度。我知道自己必須先達到一種有足夠力氣去運動的狀態，但這麼做的同時也讓我更有活力。」

　　假如在活動後出現明顯的倦怠感，就應該好好休息讓身體恢復，這表示你要確保自己攝取足夠的水分、營養，並在身心兩方面都得到休息。這同時也是個好機會，可以重新設定下次耗費能量的程度。留意是否在體能活動結束之後一小

時左右就能恢復到活動前的程度，以及第二天的感覺。假如出現勞動後倦怠，就代表你必須把下一次體能活動的強度調低一級。

請你也讀一遍第 2 章〈疲勞管理〉，裡面提供了很多有用的指引，透過理解各種活動所需要的能量，以及監測從事這些活動時耗費了多少力氣，協助管理每天的能量。

體能活躍者的運動

我們在門診中曾遇到過幾位運動員，或許你對他們的長新冠經驗也能夠感同身受。在感染新冠病毒造成身體不適之前，你的身體可能非常健康，正接受最高強度的訓練，準備參加馬拉松或三鐵等運動競賽。你可能必須規律地進行高強度的訓練，通常是一週好幾次。儘管如此，就算體能非常活躍、身體十分健康的人也可能受到長新冠症狀折磨，甚至衰弱到步行不到半英里就得停下來休息。你也可能曾在運動後感到極度疲勞，甚至連續幾天都無法恢復，讓你心情低落、非常沮喪。

我們發現，要讓原本體能非常活躍的人和那些體能沒那麼活躍的人重新恢復體能活動，最好的方式就是以症狀作為恢復活動的指引。這種做法不像某些體能非常活躍的人和運動員所習慣的「漸進式恢復訓練」那麼嚴格。

　　對於體能非常活躍者來說，運動後恢復體力非常重要，把恢復程度調整到最佳狀態會帶來極大的好處，讓你建立起體能並持續進步。這麼做的目的是要讓身體和心理都有時間適應和修復，讓你感到活力充沛，準備再次上場。這比單純的休息複雜得多。品質良好且時間足夠的睡眠尤其重要，有足夠的卡路里、符合你的能量需求的營養飲食以及充足水分也不可或缺。對運動後的恢復和運動本身付出同等的關注，這樣才能取得最理想的進展。

　　你可能已經習慣用手腕式穿戴裝置來追蹤、分析和記錄走路的步數、睡眠模式和運動時的心跳速率。在許多曾罹患新冠肺炎的人身上，這些數據會暫時變得不易控制和反覆無常。使用這些裝置常會引起焦慮與困惑，因為你無法用跟染疫前同樣的方式來解讀數據，反而更搞不清身體到底怎麼回事。所以在決定運動強度時，最重要的依據應該是：1. 你在進行體能活動時感覺如何，以及 2. 事後恢復的狀況。從協助患者變得更活躍的經驗中，我們發現最能夠指引體能進展的並非數據，而是你的症狀及感受。我們幫助過的許多患者在暫時放下那些穿戴式裝置和健身軟體之後，都變得不再那麼焦慮，運動時也更能察覺到身體的感受。

　　「我發現自己的體適能和體力一直在持續進步。切實進行正念靜坐和瑜珈練習，使我更能主動地意識到與感知自己的費力程度，而不再依賴運動紀錄器所記下的紊亂心跳數據。在

此之前，我試圖用心跳速率作為費力程度的指標來調配運動強度，但卻毫無進展。不再專注在數字上，我反而能在能力可負荷的程度內持續建立體適能，而且還在日益進步中。體力的增進也讓我對自己目前切實擁有的健康和體能程度心存感激，我也更有自信可以透過這種緩慢但持續的進展，來投入我喜愛的活動。」

關於重回常軌的提醒

除了上文中提到的運動自覺強度量表之外，也可以運用下列幾項有用的提醒，幫助生活逐漸回到常軌。

- **慢慢來。**不要急著想要馬上恢復正常。這得要花一點時間。盡量不要拿現在的自己跟過去健康又活躍的自己相比較。你應該比較的是上週的狀況。

- **世上只有一個你。**個別運動愛好者在出現長新冠症狀後，在對體能活動的反應能力與時間上與之前有很大的差異。這表示活動時間長短、強度和進展對你而言都是獨一無二的。盡量不要拿自己的進展跟其他長新冠患者相比──每個人各有自己的復原之路要走。

- **聆聽身體的聲音。**新冠病毒可能影響體內的多種器官，復原的過程也可能非常複雜。運動員受傷後開始復健時，我們可能會建議他們每週增加一定比例的訓練負荷。不過，這些一般性的原則並不那麼適用於長新冠患者。在你的復原過程中，體能活動增加的幅度可能在比例上要更小得多，或者會在同一程度維持數週。可以使用運動自覺強度量表來協助理解自己的狀況，維持在某個強度，直到該項活動在量表上的評分被調降（表示變得比較容易）為止。此時可能是把運動的時間長短或強度稍微調升一小級的好機會——但最好不要兩種同時調整，以免你不好評估自己的進展，萬一體能退步時也比較不容易找出確實的原因。我們建議你把某一種活動的時間維持在同一等級至少2到3週，奠定可以長期維持的程度之後，再增加運動的強度。一旦透過持續從事RPE10級量表上被列為第4級的有氧活動，而建立起有氧活動的耐力基礎之後，就可以考慮進行更高強度的運動。
- **恢復非常重要。**在從事一整天強度較平常更高的體能活動後，恢復的時間可能要比你過去習慣或預期的更久。睡眠是恢復的關鍵，可以為建立體能活

動程度奠定基礎。透過健康、均衡的飲食來補足元
氣，同時確保補充足夠的水分。

- **尋求幫助。**假如你是某個運動俱樂部的成員，我們
  建議教練和工作人員都應深入認識長新冠，以及長
  新冠症狀對你目前的限制和未來的目標有何影響。
  這樣一來，你根據自己的期待和能力所設定的體能
  進展計畫，就能受到其他人的檢視，或者作出調
  整。動員你的運動夥伴圈，這可能包括朋友、家人
  或同事等。

- **對調整計畫保持開放態度。**當發覺可能給了自己太
  大壓力的時候，最好改變運動的強度、時間長度或
  者類型，以便有更長的休息與恢復時間。藉由在跑
  步、騎自行車或交叉訓練機等各種活動之間選擇切
  換，想一想可以如何利用不同類型的有氧運動進行
  交叉訓練。

- **善待自己。**因為長新冠症狀而感覺疲累、虛弱、缺
  乏動力、焦躁或憂鬱，都是正常的現象。狀況會時
  好時壞。試著不要在情緒低落或亢奮時陷入極端。
  為自己騰出一些時間。接受這些起伏都是復原過程
  的一部分。

「剛開始的時候，我覺得要去遵守一個我認為是『降級』的計畫非常困難，因為這根本不像在往前走，而是往後退。諷刺的是，要我信任這個進展緩慢得多的過程，所需要的紀律和自我控制，更甚於我原本傾向在每個階段都使盡全力以求恢復體能的做法！透過嚴格遵守進度表，並且結合肌力訓練和瑜珈的呼吸練習等附加元素，讓我成功地避開了以前經歷過的『大起大落』模式，以及運動後的補償式『當機』。」

新冠肺炎導致失能之後的體能活動

當一開始出現新冠肺炎症狀時，可能得住院一段時間，或者在家裡臥床靜養，不太能夠活動。這常常會讓人感到全身衰弱無力。臥床靜養會嚴重導致肌肉量、肌力、有氧適能和身體功能大幅降低。這種狀況被稱為失能（deconditioning），並可能讓人失去獨立完成日常任務的能力。失能會讓原本很容易的活動如洗碗、穿衣、走路或爬樓梯等都變得困難重重。

你的症狀可能讓你非常沮喪，並且對日常生活造成實際影響。因此，重要的是要了解體能活動可對你的狀況帶來真正的改變。這會讓你更有信心堅持下去。增加體能活動可以讓你感覺不那麼累，日常的工作和活動也會變得容易一些。以下是維持體能活動對於因新冠肺炎導致失能者的好處：

- 有助維持心智和大腦順利運作。
- 改善肌力。
- 改善從事日常活動的能力。
- 改善靈活度和走行能力。
- 提升情緒與幸福感。

你或許很想要變得更活躍，卻不知該從何開始。不論活動能力多麼有限，儘量不要妄下斷語或覺得失望——任何活動都比完全不動好得多。檢視每天或每週通常會做哪些事也很有幫助，想想哪些時間可以排進一些體能活動。找找有哪些機會可以減少坐著不動的時間，以及增加讓身體活動的時間。這可能只是很簡單的改變，例如比平常早一站下公車，這樣就能走一小段路，爬樓梯而不要搭電梯，或者在家看電視時，利用廣告時間站起來走一走。發揮你的創意。找機會多動一動。

> 「我在恢復期是先從徒手訓練開始，再進階到輕量重訓，並隨著體能的進步增加負重的重量。雖然我還有一些健康問題尚未解決，但我現在感覺只像是個沒那麼健康的正常人了。」

把運動的目標設定至中等強度——你可以參考前文中所提到的 RPE 運動自覺量表（見第170頁）。這裡指的是10級

假如你曾有過失能的經驗，記住下列提醒：

- 開始動一動！任何活動都比完全不動要好。
- 慢慢開始，逐步建立──問問自己，「我可以從哪一件最容易的事開始做起？」
- 嘗試各種不同的體能活動（有氧運動、肌力、平衡與柔軟運動）──這些運動各有不同的好處。
- 在家裡，把目標設定為逐步建立體力到達每天可活動 30 分鐘，另外每週還要做兩次肌力訓練和平衡練習。
- 做你喜歡的運動！
- 跟他人一起運動可以讓你更有動力──你可以跟誰一起運動？

量表中的 4 級程度。對大多數人來說，這表示你的呼吸速率會比平常稍快一點，你也可能感覺心跳比正常狀態更吃力一點。你更努力了，但還是在你的舒適範圍內。

　　不習慣運動的人在從事一種新運動之後，會感覺肌肉酸痛是很正常的。這並不表示運動造成了任何傷害，這是身體正在適應肌肉剛剛做了額外工作的正常表現。隨著你變得習慣這種運動之後，疼痛感通常會減輕。許多有肌肉骨骼疼痛

問題的人發現，經常運動反而有助於減少疼痛，因為較強健的肌肉才能給予關節足夠的支撐。

> LM 是一位 19 歲的私人健身教練，她來到長新冠門診時，已被相關症狀困擾了好幾個月。請閱讀以下的訪談，以深入了解她的經歷。

在來看長新冠門診之前，你對於體能活動最擔心的是什麼？

我身為私人教練，又是喜愛運動、體態良好、身體健康的學生，原本以為身體可以輕鬆迅速地康復，但實際上復原卻是一段漫長且令人沮喪的過程，令我大吃一驚。一開始，這些症狀影響的是類似往返學校上課這種小事。我通常走路去學校，早晚來回各一小時。這麼做能為接下來的一整天做好準備，讓我能準備專心上課。但隨著症狀的出現且久久不退，一想到要步行這麼長的距離我就意興闌珊，走路去上課變成一件讓我害怕的事。所以我開始去程改搭計程車，回程則盡最大的努力步行。無法再參與我喜愛的運動也嚴重打擊我的自信心。我過去一直都是個熱情、快樂、積極向上的十九歲學生，沒想到很快就變成了我認為是懶惰、無趣、乏味，而且一無是處。在我感染新冠病毒約六個月後，我發現自己變得非常不快樂，根本懶得去做正常的日常活動，比如說遛狗。這讓我對一切事物都失去興趣，我更擔心自己再也無法去做以前每天都會做的事，這實在是一場惡夢。

到門診跟醫生會談之後，你的期待與目標是否有所改變？

當我到長新冠門診就診時，我還處於一種「我不想做」、「我做不到」、「我痛恨任何跟運動有關的事」的狀態。就診對我來說非常困難，因為我真的覺得自己走投無路了。醫生問我，假如我在擔任私人教練時，遇到那種過去長期缺乏運動，現在剛剛開始運動的客戶時，我會對他們說什麼。我這才明白我不應該對自己那麼嚴厲，可以慢慢來，沒有關係。

你們討論了哪種計畫？後來進行得如何？

我們同意的第一件事就是把步調放慢。不要有太多期待，但同時試著回復到不要多想就去做的習慣。我開始規律地步行和晨間運動，多半是和瑜珈相關的運動，我也養成了每天帶狗出門散步兩次的習慣。幾週之後，我開始每隔一天進行更高強度的訓練，而不是像我染疫不適之前那樣，在健身房裡帶著客戶每天訓練3到4次。當我對運動的強度感到舒適之後，我會再把強度稍微提高一些，但假如我感覺身體負荷不來，也不會勉強自己，因為運動過頭反而會造成更大的影響。

你在復原過程中是否曾面臨挑戰？假如有的話，又是哪些挑戰？

挑戰是無可避免的，每個人的狀況都不一樣。缺乏動力很正常——每個人都會有這種時候。在重新開始去做停擺已久的運動時，會出現一些酸痛和痛苦也很常見，這都是復原過程的

一部分。儘量不要評判自己才是關鍵。這一點實在太重要了。我最主要的挑戰是缺乏動力，我很擔心自己沒辦法做到以前能做的事，還有別人看我的眼光。其實根本沒有人在評判我。唯一評判我的人就是我自己，我後來才意識到，這麼做會妨礙我進步。

你現在的體能程度和進展如何？

我現在根本不再去想以前怎麼樣。我想的是自己已經走了多遠，而不是為什麼我再也不能做某些事。我每週訓練4到5次，幾乎每天早上都練習瑜珈。我以前的訓練時間不會超過40分鐘。現在的訓練時間大約是20分鐘，但我仍然維持良好的訓練比例，每運動40秒就休息20秒。從最初階的練習開始，慢慢進步。我還想到一個辦法，就是請別人來幫我打氣。我自己是私人健身教練，喜歡自己設計訓練計畫。但很快地，我發現我所設計的訓練方式都太難，所以我決定應該讓別人接手，幫助自己不要超出極限。我每次運動時都會看運動教學直播影片，覺得很喜歡，所以說服我媽和另一位朋友也加入我的晨間練習。我現在距離完全恢復正常還有一段路要走，不過我變得快樂多了，而我之所以能夠邁向康復，都要歸功於我那次在長新冠門診裡跟醫生的討論。

摘要

- 安住當下——你的現況就是你的起點，然後才能期待有所進步。
- 重要的是記住，你並非孤軍奮鬥——還有很多其他人感覺心情低落、非常挫折、希望找到復原的方法，就跟你一樣。
- 隨著你開始恢復，會學著傾聽身體的聲音，幫助你找到休息與運動之間的適當平衡。
- 訂立能幫你保持專注和動力的目標——遵循SMART原則。
- 留心勞動後倦怠的徵兆——寫下運動紀錄，據以調整你的活動程度。
- 計畫每天的活動，確保不會超過體力的極限——想想你的運動自覺強度（RPE量表）。
- 恢復體能最好的方式是用症狀做為指引——專注在自身的感覺上，而不是數據。

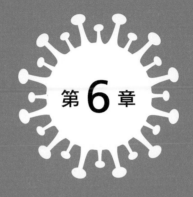

第 6 章

心理層面的考量

丹尼爾・札爾

直到2020年以前，大部分的人都把流感或普通感冒之類的感染性疾病視為生活中無可避免的一部分，雖然會造成不便卻無需太過擔心。如今現實就擺在眼前，新冠肺炎疫情完全不是這麼回事。這次的全球大流行一度、而且直到今天仍然非常駭人。罹患任何疾病都會對心理造成衝擊；需要自我照護的心理健康問題尤其棘手。在本章中，我們會討論長新冠症狀可能帶來的心理層面的挑戰，並且指出一些應該先處理的變數，以協助你邁向康復。最後，我們借鑑許多患者都很受用的技巧，整合了其他章節裡的實用建議，舖設出一條心理層面取向的自我照護之道。

關於新冠肺炎的許多問題

感染了類似流感的病毒而身體不適，即使在最理想的情況下還是會讓人覺得不方便和厭煩，不過我們對這些症狀並不陌生——例如鼻塞、肌肉酸痛和疲勞。大多數的時候我們只能忍耐，等待症狀自然好轉。假如情況不如預期，我們可能會開始有點擔心，想知道自己到底什麼時候才會好起來？如果症狀變嚴重怎麼辦？需要請假嗎？需要休息嗎？這時候我們通常會歡迎別人提供的意見——「你過幾天就會好了」、「慢慢來」、「只是小感冒而已」，而且多半因此感到比較安心。假如症狀拖得比預期時間更久，或者又出現新症

狀，我們也知道有人能幫忙，不論是家庭醫師或者藥師，他們能理解狀況，協助我們步上正軌。我們通常很熟悉這種情況，我們相信自己會好起來，因為以前每次都是這樣的。

　　但面對新冠肺炎，我們卻沒辦法像往常那樣安心──事實上，情況剛好相反。醫生和科學家們一直在竭盡所能地試圖找出許多問題的答案──誰有染疫風險？症狀有哪些？病毒的傳染力有多強？我們要如何保護自己的安全？我們能像得了普通感冒那樣順利康復，還是會發生長期的健康問題？多數人在某個時間點上很可能都自問過：我會沒事嗎？假如感染了新冠病毒，我能存活下來嗎？在染疫之前，你也可能曾替他人或自己感到憂慮。在染疫之後，即使你的症狀輕微，可能還是會擔心，因為我們知道症狀可能在短期內惡化，有些症狀又很不容易察覺，我們得到的建議是要觀察自己、常常測量體溫、注意呼吸狀態、買一個血氧機來監測血氧濃度。你有時可能會懷疑──我的病情是不是惡化了？需要接受緊急護理嗎？我能及時獲得我所需要的醫療照顧嗎？能不能活命？許多人染疫後的症狀相當嚴重，可能需要住院治療。至於其他人，他們自己或家人的生死可能曾經懸於一線之間。不論屬於何種情況，你都可能非常憂慮，一直處在極度不安的狀態中。平心而論，新冠肺炎就是一種導致精神創傷的經驗。

　　不論你的症狀多嚴重，急性感染的治療是醫生現在所知最多的部分。雖然研究人員仍在針對新冠病毒急性感染的最

佳療法進行研究，卻已有了長足的進步，大幅改善了新冠肺炎重症的預後狀況。不過，假如是在疫情爆發初期染疫，你就無法確信自己一定得到了正確的治療。

感染新冠病毒之後的預期

所以，好消息是──你已從急性感染期中恢復，從醫療的角度來說，事情就到此結束了。你可以恢復正常的生活，雖然這可能還要花點時間，但很快就可以回到生病前的狀態，就像得了感冒或流感的時候那樣。

然而對許多人來說，或許也包括你自己，事情根本就不是這樣。你可能有一段時間覺得自己已經重拾活力，或者「幾乎」就要康復，又或者你可能發現，你的症狀始終沒有消失，情況一點也沒有改善，甚至可能變得更糟。許多人最主要的問題是身體以及（或者）心理的倦怠感和呼吸困難，但還有很多其他症狀可能從染疫就一直延續至今，或者不時出現新的症狀，卻找不到任何理由。

> 「我在染疫造成身體不適的數週後回去工作，並且再次開始跑步，我覺得很有信心，我以為我已經康復了，但接著我又開始不舒服，運動之後全身虛脫，我不知道哪裡出了問題──我真的非常擔心。」

你可能試圖想弄清楚發生了什麼事，並且自問：為什麼還是覺得不舒服？為什麼又覺得不舒服？你也可能求助於醫生或網路，想要找到答案。很不幸的，對於尚無法名狀的病症和問題，醫界也是束手無策，假如你曾在疫情初期（或甚至是最近）去看過醫生，可能會認為醫生根本不知道哪裡有問題。

> 「我的家庭醫生說，我的頭痛跟我曾經染疫沒有關係，而等我終於去看了專科醫師時，他們也是這麼說。我覺得很茫然，好像這都是我掰出來的一樣，因為我以前從來沒有像這樣的頭痛經驗。後來我從網路上讀到，很多有長新冠症狀的人也都有跟我一樣的頭痛症狀，我感到憤怒和失望。」

長新冠當然沒有（或者還沒有）被列入醫師的疾病診療手冊裡。如果向醫生描述你的症狀，他們很可能也無法確定，甚至可能不屑一顧。假如醫生是這種態度，就不太可能幫得上什麼忙，許多長新冠患者都說，他們去看了醫生之後反而覺得挫折、生氣、絕望，或者不知所措。不幸的是，我們對新冠病毒的了解仍有許多漏洞與亟待解答的問題，所以在就診之後會感到絕望並不罕見（這的確讓人氣餒，不過醫生們多半會在他們既有的知識範圍內來盡力協助患者）。然而，從個人幸福的角度來看，這卻是個大問題——不論去看醫生之前有多憂慮，看完醫生之後你一定感覺更糟。如果連

醫生都不知道哪裡出了問題,他們要怎麼幫忙?那我會怎麼樣?我得要獨力面對這些嗎?我到底會不會好起來?新冠病毒是否造成了永久的傷害?這些痛苦的想法讓人不堪其憂,許多長新冠患者會覺得焦慮、絕望和心情低落,這一點也不奇怪。

　　請記得,有許多症狀例如:悶痛、疼痛、身體某個系統偶爾失調,根本不是任何疾病的徵兆,而醫生的工作就是要試著判斷哪些才是嚴重的問題,哪些不是。其實,有高達50％的人去看家庭醫生時,其主訴症狀均非由任何嚴重疾病所導致,很可能在一陣子之後就會自動消失。正面一點來看,隨著我們對新冠肺炎的後遺症了解得越多,許多醫生現在也對長新冠有了進一步的認識,可以提供患者有用的指引,所以情況已經比先前改善了很多。

　　你可能很難讓醫生理解你的症狀,那麼你的朋友、家人和同事呢?他們恐怕也很難弄清楚到底發生了什麼事。你可能很幸運,身邊有一群支持你的人,但很多人沒有這麼幸運,他們常常感到被人誤解、無依無靠。你的症狀可能嚴重到讓你無法去做自己想做、或者必須去做的事,例如工作、購物、煮飯做菜、照顧小孩、參加社交活動和做運動。你可能已經不再去做、或減少去做一些以前會做的事,或者找到了其他應變的方式,又或者你別無選擇只能忍受症狀,繼續原來的生活。如果症狀惡化,或者你對於自己能否康復沒什麼信心,會感到憂慮是很自然的──假如醫療專業人士也沒

辦法給你答案，你會想從別的地方尋求協助，這也是很合理
的。許多人很自動地開始上網搜尋相關資訊。你或許能從網
路上找到某種程度的解脫和安慰，但依舊無法確定什麼才是
最好的行動方針──其他患者會描述他們的經驗，提供建議
和意見，有些資訊讓人安心，有些則否，有的反而讓人更加
擔憂。該怎麼辦？應該休息嗎？不應該休息嗎？該吃某種營
養補給品，或者嘗試某種未經驗證過的新療法？假如這麼
做，應該嘗試多久？假如試了之後感覺更糟，又該怎麼辦？

　　任何行動都涉及一連串的決定和不確定性。自己得要設
法應付這些症狀對生活造成的衝擊，決定聽從其他人的建
議（或者找不到建議），試著判斷怎麼做才能幫助自己好起
來，怎麼做可能讓症狀變糟，諸如此類的事情很快就會弄得
人暈頭轉向、喘不過氣來。簡單來說，始終無法斷定症狀的
原因、也不清楚預後以及治療方向，會使得必須跟長新冠症
狀共存的患者面臨龐大壓力。

> 「我做過很多種檢查，結果都是正常的。這讓我感到安心的
> 同時也覺得挫折，因為我還是不知道我到底為什麼有這種感
> 覺，或者它會持續多久。其他人一直告訴我：『你就是需要
> 休息，給身體一點時間』，『情況一定會好轉的』，但他們又
> 怎麼會知道？這是一種全新的病毒，一種我們還在努力認識
> 的病毒。我真心地覺得我大概玩完了，我恐怕永遠也擺脫不
> 了這種感覺。」

新冠肺炎與長新冠症狀已經對許多人帶來巨大的心理衝擊，並且還可能繼續如此，不過這方面的問題卻未獲得應有的重視。全球的醫療照護體系都傾向於把心理和身體視為兩種少有互動的不同實體。我們從應對長新冠症狀的經驗中發現，採取身心兼容的觀點通常很有幫助，讓我們能夠替患者打造個別的治療計畫。本章的目標是讓人們更能夠意識到長新冠症狀中心理因素可能造成的影響，最重要的則是要分享一些患者們覺得有用的方法和策略。

壓力與疾病

當你覺得自己快要遲到、馬上要面臨考試或面試，或者當你身處險境時，你所感覺到的壓力，跟你可能因為長新冠而感受到的那種壓力是不同的──第一種壓力遲早都會消失。事情會平靜下來，你熬過去了，也許你錯過了那個約會，或者最後根本沒有遲到，但你終究會放鬆心情。然而，長新冠所帶來的卻是長期的壓力，症狀和不確定感始終存在；你根本沒有喘息放鬆的機會。

大多數人都聽說過，壓力對我們沒有好處──一般來說，這是對的。不過實際上，時不時感到壓力卻可能很有用。它能幫助你把事情辦好，及時趕赴約會，或者成功擊退鱷魚，諸如此類的事，但長期處於壓力狀態下確實不利於健

康。你或許曾經聽過壓力引發型頭痛，甚至壓力型心臟病發作等用語。其實，長期或慢性的壓力跟無數的健康問題都有關係，包括肥胖、糖尿病、心血管疾病、消化不良、背痛、性功能障礙和腸躁症（腸胃問題）等。心碎的壓力甚至被認為每年會導致一小部分死亡案例（被稱為章魚壺心肌症或心碎症候群，是由壓力荷爾蒙瞬間激增所引起）。

　　目前已知壓力會對身體造成許多負面影響。一些最為人熟悉的後果包括：

- 頭痛與偏頭痛
- 藉吃消愁——嗜吃甜食和高脂食物
- 血壓上升
- 起皮疹、唇皰疹或潰瘍
- 性慾降低
- 晚上睡不好
- 注意力無法集中
- 健忘
- 消化問題（例如噁心、脹氣、痙攣和腹瀉）
- 疲勞

　　不論壓力究竟是因為身體不適，還是由生活中的其他問題所造成，其實都很難斷定是否跟你的疾病有關。不過，對此保持開放的態度會有幫助。如果我們經常處於壓力狀態

下，我們可能會變得習慣壓力，甚至無法意識到它的存在。這可能是整幅拼圖裡很重要的一部分——花點時間思考一下壓力的問題，對你不會造成什麼損失，而且對這個部分可能有某種程度的掌控權。這可能有助減輕症狀的負擔。

眾所周知，縈繞不去的慢性壓力對我們非常不利，更不會讓我們感覺愉快。壓力讓我們疲倦易怒，影響睡眠品質，還會造成肌肉緊繃（通常在肩頸一帶）。壓力使我們對危險更加警覺，也因此更難放鬆。假如你的身體已經很不舒服，尤其當那些症狀讓你感到疲勞和虛弱時，你的身體最不需要的就是承受更多壓力。不幸的是，在面對慢性疾病，特別是長新冠時，因為病情有太多不確定的因素，自然會增加患者的壓力。我們知道，尤其是面對長期的健康問題時，壓力會讓症狀惡化，引發新的症狀，還可能成為復原的障礙。

這聽起來似乎很牽強，假如你認為你的情況並不適用，也是可以理解的，不過研究支持了這個論點。你是否曾經有過感冒老是不會好的經驗？或者認識某個人一天到晚都在感冒？你是否注意到，自己或朋友當時正忙得焦頭爛額，或者生活裡發生了很多事？你或許不認為自己感到壓力，可能只是稍微受到壓迫，但你的身體可不會咬文嚼字。簡單來說，壓力會妨礙身體復原。復原的過程可能大幅變慢，甚至可能根本好不了。

從生物學的角度而言，有足夠的證據顯示壓力會抑制我們的免疫系統。醫生們曾經以為免疫系統是一套完全獨立的

生理系統──它在幕後運作，不論發生什麼狀況，都會努力
與感染奮戰，讓我們免於生病。但這種觀念已經一再被證明
是錯誤的。舉例來說，睡眠經常受干擾的輪班工作者、吃很
多高度加工食品的人，以及創傷後壓力症候群患者，他們的
免疫系統都會變弱，也比較容易生病。我們能否斷定壓力是
造成長新冠的原因之一？不，我們不能。或許不是所有的長
新冠患者症狀都跟壓力有關，不過根據我們對其他疾病的了
解，壓力這個面向實在值得我們仔細考量。

醫生們知道，壓力會干擾病情──但這是個棘手的問
題。在通常為時短暫的看診期間，假如醫生確實提到了壓力
或焦慮，很容易會以為醫生沒有認真看待你的症狀，這「全
都是你自己胡思亂想造成的」。這種滋味很不好受，很多患
者因此感到憤怒也是完全合理的。糟糕的是，這也會讓你下
次再跟醫療專業人士會面時，對於提到身體症狀以外的其他
問題更加小心翼翼。候診人數多的醫生多半選擇乾脆跳過這
個話題。假如有人曾告訴你，或者暗示說你的問題都是心理
方面的，也因此婉轉地表明你並不是真的生病了，請記住他
們是錯的──你並沒有瞎編故事，這些症狀都是真的，應該
認真以待。

找到壓力源並減少壓力，很可能是生病時能夠幫助自己
的最重要的一件事，不過可惜的是，如何分辨和妥善管理壓
力恐怕是在病中最難得到幫助的部分。

長新冠造成身體不適所產生的壓力已經讓人無力招架，

生活環境也可能讓你難以應付不適症狀。假如你有很多重擔要扛，比如必須照顧其他家人，沒有太多時間能留給自己，又或者正經歷許多令你憂心的生活問題，而可能因此承受更高度的壓力。在罹病期間感到孤立無援、無人照料，更會讓壓力繼續上升。有些人不擅於告知他人自己生病。我們不希望增加身邊親友的負擔，或讓任何人失望；我們忽略自己的感受，想要強顏歡笑苦撐過去。這種反應與因應的方式會導致許多問題。別人不知道你的感受，所以不會調整原本對你的期待。再者，這也表示你沒辦法去做那些可能幫助你好轉的事，比如調整生活步調和放鬆、休息。你很可能覺得越來越孤立無援，獨自一人忍受病痛，在試著硬撐的過程中把自己累壞。如果能夠把困難說出來，跟他人分享你的憂慮，設法找到實際的幫助，這會發揮一種安撫、紓壓的效果，讓開始進行實際的改變來協助自己復原。

> 「孩子們都不知道，由於我的健康問題，在我認為家裡應有的樣子與實際情況之間其實有一道鴻溝。那是屬於我的悲傷與哀痛，不是他們的。我必須常常提醒自己這一點。」

適應不適的狀態

對某些人來說，當我們因慢性疾病導致身體不適時，我

們管理內在與外在世界的方式，以及在我們身體健康時很有效的做法，都變得不再管用，甚至還可能對我們不利。或許應該花點時間想想，有哪些做事的方式在生病時已經不再適用。

　　長新冠患者發現有許多種調整辦法對他們來說很有幫助，我們無法在本章中一一列舉出來。不過我們在門診中發現，很多人對自己抱持著極高標準，要不是高成就者，就是希望未來成為高成就者。這可能跟生活中的某些或很多面向有關（例如工作、家庭生活與人際關係）；你可能認為，事情一定得按某種方式去做，或者一定要在某個期限內完成。請仔細思考一下：真的必須先確認廚房打掃得一塵不染，然後才能放鬆嗎？或者一定要確認電子郵件內容毫無錯誤，然後才能寄出去嗎？是否得同時處理多項重責大任，常常擔心會搞砸了其中一項嗎？是否全神貫注在完成任務上，忘了應該停下來休息或吃點東西？類似這樣的例子都顯示，你可能是個會用高標準來要求自己的人。這真的是個值得擔心的問題嗎？把事情做到好，生活忙碌又極有成效，其實是很有意義的。許多成功人士在提到這麼做如何幫助他們出人頭地時，態度都非常正面。問題在於，這些行為也可能代表著你不習慣聆聽自己的身體，或者選擇完全忽略它，所以不會去做某些你應該要做、能夠幫助身體復原的事。事實上，你反而可能強迫自己硬撐，以至於讓身體變得更不舒服，直到症狀真的很嚴重——當不支倒地的時候，你才終於停下來。

> 「身為護理師，我早已習慣了努力工作。我不斷思考如何用最快、最有效率的方式處理多項任務，永遠把病人的需要放在自己的需要之前。我熱愛我的工作，但很多人使用『懶惰』這個字眼的時候經常語帶貶義，我決心要證明，我才不是『只是累了』或者『懶惰』。當別人問我『你還好嗎』，我意識到他們似乎對我的回應感到厭煩，而我並不想讓人以為我在『無病呻吟』，所以我卯足了全力，假裝自己沒事，直到我再也裝不下去為止。」

當狀況變得極端時，心理學家及其他研究人員有時會用「完美主義」一語來描述這種特徵——自己或者其他人可能曾在你身上看出這種特質，你或許應該思考一下，這種特質是否可能對你的幸福，以及你如何照顧自己產生負面影響。你做事時是否總是竭盡所能？是否常常覺得事情做得還不夠好？每件事都很重要嗎？是否常因為小事感到壓力？當情勢不明朗時，是否覺得難以招架？是否經常感到不滿？身為「完美主義者」可能是一種榮譽——有些人會在面試時說，這是「我唯一的缺點！」然而這也可能表示，自我管理如疲勞等症狀，以及應對長新冠的不確定性，對你來說會格外困難。你可能更加無法休息、放鬆及採取其他自我管理行動。完美主義可能變成一種慢性壓力源。另外我們也從研究中得知，完美主義可能造成心理健康問題，也就是說，你可能更容易感到焦慮和心情低落，如心理學家之類的心理健康專業

人士可以幫助你找出並管理導致完美主義的信念與行為，協助你訂出讓生活更容易管理的策略。

> 「改變、降低我的標準，給了我所需要的復原時間。學著接受我現在的身體沒辦法再用生病前那樣的方式去打掃，這的確很困難，不過最終對我很有幫助。我不確定我是否還需要回到以前的做事方式。」

看不見和說不出口的壓力

　　心理學家認為，長期處於高壓環境下，把負面想法和感覺都吞進肚子裡，會傷害我們的心理和身體健康。我們很少有機會停下來對生活裡的事物提出質疑，大多數時候我們都會漸漸習慣、設法適應和盡可能地應付自己面對的狀況。不過有時候，你明明身處在一個不健康的高壓環境裡，就像被放進溫水裡去煮的青蛙一樣，未能注意到溫度正不斷上升──你也一樣「看不見」自己所面臨的壓力。或許得靠其他人提醒，才會注意到這種可能性。又或者明知處境非常艱難，也知道這樣對你的幸福感受有負面影響，但是因為認為自己無法改變現狀，或者跟他人談論此事會讓你更難受，所以選擇保持沉默。底下是幾種常見的看不見和說不出口的壓力源：

- 在不合理的條件下超時工作、承受太多壓力、缺乏足夠的支援、同事或上司難以相處或經常口出惡言。
- 負責照顧有情緒、行為或健康問題的兒童。
- 陷入一段不愉快的關係裡，尤其是如果和一個常讓你覺得自己百般不是、控制欲強、缺乏同情心，或者根本無法滿足你的情感需求的人一起生活。
- 因過去的創傷經驗而時常緊張不安，卻認為這是正常的。
- 活在罪惡感或羞恥裡──覺得你老是讓自己或別人失望。

　　想一想生活中是否有類似這樣的壓力。我們通常很難承認這些壓力存在，所以跟一位公正的朋友或心理健康專業人士一起討論會很有幫助。許多類似的問題多半很難或者根本無法處理或解決；不過光是承認它們的存在，並且得到他人的支持和同理心，就有很大的益處。

> 「跟心理師的諮詢門診幫助我認清現狀，後來我就開始做出調整。自從第一次諮詢之後，我已經有很大的進步。」

心理健康

　　不適症狀所造成的痛苦、折磨和無力感會對情緒產生有害的影響，可能導致憂鬱症和焦慮症發作。情緒低落表示從

生活中獲得的樂趣變少，可能對做什麼事都興趣缺缺。也可能發現對自己和未來的看法變得較負面。焦慮也會讓你不想做事，導致你更形孤立，這又會反過來讓你的情緒更低落。

> 「我的壓力很大又極度疲勞，甚至到了一個說不出或拼不出正確字眼的程度。我很怕自己會犯錯，這樣就得再次暫停工作。這對我的心理健康有極為不利的影響。我覺得自己一事無成。」

　　許多人發現，一旦他們的症狀有所改善，心情也自然會跟著變好，但對其他人來說，事情恐怕要更複雜一些。全球疫情對人們的生活帶來多重的負面打擊，例如造成財務困難，以及生活因為封城而變得與世隔絕。假如過去的健康問題曾導致心理創傷，或者在孩童時期或者之後有過非常痛苦或困難的經驗——也就是心理學家所謂的「逆境經驗」，那麼管理長新冠的症狀對你來說可能更加困難。新冠肺炎與長新冠都可能引發心理創傷。過去曾經幫你渡過難關的應變策略，例如努力硬撐或者不向他人求助等，現在很可能已派不上用場。我們有時發現，過去曾有許多創傷經驗的人，在生病的時候特別沒辦法好好照顧自己；比方說，他們很難放鬆下來，很難調整生活步調和對自己的期望。同樣地，假如過去就常為健康焦慮所苦，新冠肺炎或長新冠的經驗自然會讓狀況變得更糟。

管理長新冠並從中復原的後續步驟

對許多被長新冠症狀壓垮的人而言,不知道該如何應付這些症狀,也不清楚自己究竟會不會、或者何時才能好起來,這是個很大的問題。底下的建議是要幫助管理你的症狀,協助你步向康復。這是我們提供給長新冠門診患者的建議——不過,在臨床上,所有的建議都是依照個別患者的情況量身打造,這些建議不一定適用於你的症狀或情況。

1. 你一定可以從長新冠中康復

人們正從長新冠症狀中復原。許多人的症狀已經大有改善,可以回去工作,讀書和從事休閒活動(甚至找到新的樂子)。我們也看到患者開始運動,再次享受生活。你有自己的復原之路,對某些人來說,這是一個緩慢而困難的過程,要花上很長一段時間。別讓自己被那些對你的預後持悲觀態度的負面意見、毫無根據的主張或錯誤的科學知識給牽著鼻子走。如果發現某些資訊來源會讓你更擔心自己的症狀,那就減少或停止再接收這些資訊。試著去找出一些正面的個人康復故事——現在這樣的故事已經有很多,所以記住,這可以是、而且也將會是你的故事。

> 「這是一段很漫長的時間，需要花很大的力氣，但在染疫 13 個月後，我終於感覺頭頂的烏雲彷彿已經散去。我比較有體力，頭痛的症狀也完全消失，只要我小心不讓自己太累，腦霧和發燒的情況也比較容易控制。」

2. 擬訂復原計畫

　　讓你對於康復態度更積極的最有效方法之一，就是擬訂一項確實可行的復原計畫。如果計畫是針對你個人的情況與症狀而制訂，效果會更棒——第 2 章和第 5 章裡所提到的原則應該能幫助你起頭，不過可能還是需要徵詢一位長新冠症狀專家的意見，讓計畫更貼近你的需要。計畫的焦點是要幫助控制最困擾你的症狀。先弄清楚正確的復原準則非常重要——你可能會在網路上或從其他管道聽到互相矛盾的建議，有些會建議要「聽從你的身體」，照著感覺走；另一些則主張必須切實遵守一套嚴格的活動／運動與休息模式，硬撐過不適症狀，完全不理會身體發出的訊號。多數症狀已有顯著改善的人都發現，這兩種立場如果走到極端時都沒有什麼幫助；康復通常是設法在這兩種方式之間找到適當的平衡點——而這得花上一些時間。我們看過的大多數患者都認為，機敏地專注在管理生活中的三大關鍵部分（活動／工作、休息與睡眠），才是奠定他們復原之路的主要基石。

　　要記住，可能無法一開始就訂出最合適的復原計畫——

你可能需要做一些調整，一開始雄心勃勃，到後來卻發現症狀不減反增的例子並不罕見。別放棄，要找到適當的起點是得花點工夫的。

　　至少在每一天結束時監測復原計畫的進展，確認已經處理的項目。每週結束時也要審視進度：照這樣進行是對的嗎？需不需要修改？能再增加項目嗎？

> 「情況現在已經好多了，我的焦慮也減少了。看見自己有進步讓我比較不那麼焦慮，我對於自己終將復原也更有信心。過去幾個月我都有規律地運動，感覺一天比一天都更好一些。重返職場也很有幫助。」

3. 開始每天進行一項放鬆的活動

　　把放鬆放在優先位置。有規律的放鬆有很多好處，包括改善專注力、心情、睡眠和消化，還可以減少肌肉緊繃、疼痛與負面情緒。每天都應排出固定的時間來放鬆——每天最好有兩次，每次至少15分鐘。放鬆能讓你感覺平靜、穩定和安全；你應該專注於當下，遠離那些會把你帶進過去或未來的想法或意象。假如曾學過可靠的放鬆或靜坐技巧，現在正是拿出來運用的時候——這可能包括了正念練習、宗教冥想、腹式呼吸練習，或是漸進式的肌肉鬆弛運動。也可以撫摸寵物、專心觀察一棵樹或者天上的雲朵，也可以發揮你的

想像力，讓自己進入一個安全又舒適的地方。

　　你的心跳和呼吸速率應該變慢——用生理學術語來說，你正在啟動副交感神經系統，進入一種生理上的休息狀態，這會帶來安全感。不過你也可能無法真正地放鬆，在試著放鬆的時候覺得很困難，甚至很不安，又或者覺得看電視、玩線上遊戲或跟人聊天就已經夠放鬆了。我會建議你三思。我們所處的世界往往不支持我們利用休閒時間去做真正的、深層的放鬆——那些活動都是不錯的短暫休息，而且可能讓你很開心，但是它們不太可能促進跟前述建議活動同樣的放鬆品質。放手試試看吧！要記住你得花一番工夫和下定決心，才能把每天兩次的放鬆時間擺在優先地位，而且可能要經過幾週時間，才能察覺到是否有任何差別——放鬆練習的成效並非立竿就能見影。

　　這很可能是復原過程中的重要一環，假如每天都排定一段時間來放鬆，效果會比你等到倍感壓力或非常焦慮時再開始要好得多。記住，你很重要——必須找出時間並投注在自己身上，才能夠好起來。用來放鬆的時間並不是浪費的時間，而是投入的時間。

　　「我想讓我的休息時間儘可能地發揮修復的效果——我所指的不是看書、滑手機、發電子郵件、躺著上網買吃的，或者聽音樂。對我來說，修復性的休息是指躺下來閉起眼睛、望著窗外的白雲或樹木、保持靜默或者至少安靜，也可能是聆

聽一段冥想導引，比如手機上的「頂空」（Headspace）或
「正念」（Mindfulness）之類的應用程式。」

示意圖：計畫中的路線與抵達目標的實際路程。

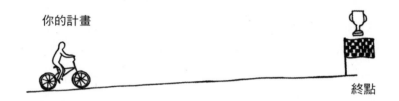

你的計畫

終點

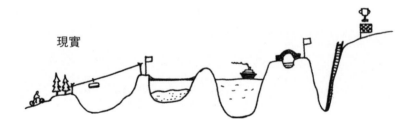

現實

4. 理解復原可能不會一路順遂

　　保持希望在生活中的許多面向都很重要，但在你因為長
新冠症狀而身體不適時尤其如此。感覺氣餒和絕望是很正常
的，特別是如果症狀增加，或者症狀始終不見改善時。症狀
可能加劇，有時候我們可以找得出原因，但有時候不能。復

原之路很少是一路順遂的，甚至還可能顛簸不平。底下的示意圖畫出了許多長新冠患者對自己病程的描述——他們希望並期待自己可以穩定地復原，結果卻發現事情根本不是這樣——這一路上可能充滿重重險阻和難關，每一關都需要想出一種策略來克服。儘管這很不容易做到，但重要的是記住，一次的挫敗並不表示已經向後退回原點，或者不可能好起來。它能幫助指出需要解決的障礙或問題，而雖然解決問題對病情會有幫助，有時候我們就是不得不接受現階段生活很艱難的事實。不在你掌控之內、或者不可知的變數很可能是導致挫敗的原因——但情況終究會改善。你可能需要一些幫助和支援，並且暫時調整你的計畫。

5. 留意並慶祝你的進步

　　要確保自己留意到症狀的改善或者自己的進步。那些能夠穩定復原的人往往都是逐步取得進展。這表示你可能很容易就會忽略或者小看了這些改變。記住，再小的改變都有意義——很多個一小步，累積起來就是一段長征。留意並且慶祝這些進步，將有助於改善你的情緒、減少焦慮，也讓你更有信心症狀會改善。同樣重要的是不要得意忘形——注意到自己有進步，並不表示你已經好多了，可以把復原計畫一腳踢開。

> 「我現在會照顧自己。我覺得我明白發生了什麼事。那些症狀的確很難對付；時有時無的腦霧尤其煩人。寫日誌和努力理解症狀對我的幫助很大。我的心情也不再那麼低落。」

6. 處理心理健康的問題

新冠肺炎疫情爆發以來，心理健康出問題的患者人數也為之暴增。對於許多本來就有心理疾病病史的人來說，他們的心理困擾會隨著疫情而惡化。長新冠症狀對心理健康的打擊恐怕非常嚴重，我們也知道慢性病患者經常會出現憂鬱和焦慮症狀。

假如你的情緒低落，或者非常焦慮，不要一個人默默忍受——請尋求幫助。所幸目前我們對心理健康問題所導致的痛苦已有更多了解，並正努力推動減少心理疾病被污名化的現象。醫療照護提供者已經很習慣跟患者討論他們的心理健康，不過通常不會直接開口詢問——可以在看診時提起這個話題，談談自己現在的感覺。如果開始出現自殘的念頭，尋求專業協助更是至為重要。英國國民保健署一直在改善心理健康醫療機構的普及程度，但不同地區的差異仍然很大。我們建議，談話治療應該成為焦慮症與憂鬱症的第一線治療，這種療法很有效，經由一位合格的心理健康專業人士進行評估，可以引導你找到最適合的醫療服務機構。這通常最好是從跟你的家庭醫生預約看診開始。

7. 練習說「不」，如果可能的話應對身邊的人開誠布公

　　假如你是那種不願意把感受告訴別人、不喜歡求助、或者會強迫自己去做你認為應該做的事的人，你恐怕會給自己施加更大的壓力，這對於復原沒有幫助。試著對他人開誠布公地說明哪些事是你能做得到的：你可能必須劃出界限，練習對他人說「不」。你可能會因此感到不安，不過其他人也可能比你想像的更體貼，甚至不必解釋為什麼你會說「抱歉，我不行」，或者「下週你能不能幫我去接孩子們放學回家？」記住，你不一定得向他人解釋，為什麼不能再承擔新的事物，或者必須放掉一些責任。

8. 儘可能減少生活裡的壓力源

　　生活裡是不是有一些事物造成你很大的壓力？有沒有辦法減少或者完全移除這些壓力？

　　你是不是對自己期望過高？是不是過度逼迫自己一定要把事情做好，或者要用和健康時同樣的水準和速度完成任務？假如你已經調整了對自己的期望，調整的幅度足夠嗎？

　　你是不是承擔了生活太多的責任？能不能把一部分責任請別人代勞（想想你生活裡的不同領域——家庭、工作、家人）？能不能只專注在真正重要的事情上，放下其他的事？

　　你的生活裡是否有一些難以應付的人際關係？能不能在跟他們往來時劃出界限（比方說間隔多久才跟他們見面或聊天？）或者甚至告訴他們你的感覺？有些人是否應該知道你的健康有狀況，這樣他們才能幫助你？

　　關心時事很重要，不過永不中斷的負面新聞也會讓焦慮和壓力更火上加油。考慮每天只從你偏愛的新聞媒體上看一次新聞就好，或者還可以把頻率降得更低一點。不要老是用手機查看最新消息；考慮乾脆刪掉新聞軟體，關掉新聞的推播通知。

　　你是否正在隱忍許多負面情緒，比如憤怒、挫折、恐懼、絕望、憎恨、羞恥或罪惡感？假如是這種情況，你應該找人談一談──這很不容易，有些事非常難以開口提及，需要透過專業人士，不論是志願團體、法定組織或者治療師，謹慎地給予協助。你的家庭醫生可以指引你找到所需要的幫助。也可以自行去找一位合格的諮商師或心理師；在英國，這指的是在健康與照護專業委員會（HCPC）登記有案的專業人士，不過通常仍需付費，或者動用私人醫療保險。

> 「初診真的很重要，我得到了支援和理解，這讓我的焦慮症狀大為減少，因為我知道有人了解我到底經歷了什麼，而且可以幫助我。」

9. 監測症狀時要小心

　　我們很自然地會去關注自己所擔心的症狀，醫生也經常鼓勵我們要自我監測。問題是，這也可能引發更多憂慮，使我們掉進過度監測的模式裡，或者在醫生告訴我們不必再監測某個症狀之後還是繼續這麼做。用來測量體溫、心跳、睡眠的追蹤器現在非常容易取得，讓人很難抗拒，即使醫生並未建議我們這樣做。對某些人來說，光是監測症狀就能讓健康問題繼續存在。想一想你是否真的必須持續監測症狀，試試延長放下追蹤器的時間。一開始可能會感到更焦慮，不過對某些症狀的憂慮與關注可望會隨著時間而減少。

　　「我戴過一陣子心率監測錶。監測器上的數據明白地告訴我，我的狀況沒有自己以為的那麼好，手錶偶爾還會發出震動和令人不安的警告，直到我停下手邊正在做的事為止。這些都是我應該注意的有用資訊，但幾週後我似乎已經理解手錶發出的訊息就是『慢慢來』，所以後來我就把這支錶丟進盒子裡不管了。」

摘要

- 我們的心理健康和心理構造，對於我們如何應付疾病，常扮演著重要且關鍵的角色，這一點早已為人所知，而當我們罹患了必須適度自我照護的慢性疾病時，心理層面的影響或許格外重大。

- 自我管理對於長新冠症狀非常重要。採取考量心理層面需求的做法，可以提供必要的工具來協助你邁向復原。

- 很多人的狀況都在逐漸改善與好轉中，不過復原並沒有「萬靈丹」。在某些方面，這並不令人意外——我們每個人都是獨特的，有不同的社會、環境、生物和心理構造，這些因素在不同人身上的差異很大。能夠通盤考量這些因素、並依個人需求調整的方法，效果通常是最好的。

- 長新冠症狀很可能影響到幾乎所有人的心理健康，但如果向外求助，取得支持和建議，或者光只是找到人認真聽你訴說，都有助於幫你渡過難關。

> 「當我意識到自己仍未恢復到染疫前的狀態時，我不確定我是否還想要回到過去。不論是在身體面或心理面，我現在都比以前更為了解和尊重自己的身體和健康。」

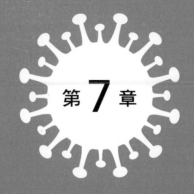

嗅覺喪失管理

克莉絲汀・凱利

　　將近半數的英國新冠肺炎患者都曾出現嗅覺與味覺喪失問題。本章提供了一些實用的方法與建議來幫助解決這個問題，給予最佳的康復機會。

我的嗅覺怎麼了？

　　鼻子是新冠病毒入侵人體的部位之一。嗅覺神經與位於鼻腔深處的特化組織負責嗅覺的運作，並把空氣裡的各種氣味跟我們的大腦聯繫起來。正因如此，我們的嗅覺原本就很容易受到環境中的事物，如化學物質和菸霧所傷害。

　　目前我們仍無法完全理解新冠病毒如何導致嗅覺受損，但科學家認為，這可能跟嗅覺神經或其支持細胞受傷或發炎有關。好消息是，這些細胞具有自我修復的能力，而且它們做得很好——只是需要時間。

　　你可能猛然就喪失了嗅覺，好像某個開關突然被關掉了。有些人在其他症狀出現前，就先注意到嗅覺出了問題；有些人則是在感染期間或之後才發生嗅覺喪失。新冠病毒對嗅覺造成的影響因人而異。因此當讀到其他人的嗅覺喪失經驗時，如果發現跟自己的狀況並不一樣，請不必擔心。

此示意圖說明了氣味被偵測的過程。氣味被吸入我們的鼻子，刺激了位於鼻腔頂端的嗅覺神經纖維上的嗅覺受器。這會觸發電子脈衝沿著神經纖維抵達嗅球與大腦其他部位，再由大腦的這些部位對氣味作出解讀。新冠病毒會破壞這個途徑。

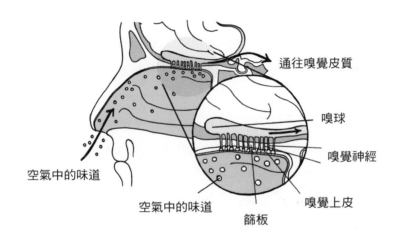

通往嗅覺皮質

嗅球

嗅覺神經

嗅覺上皮

空氣中的味道

空氣中的味道

篩板

多久才會復原？

　　我們在一群喪失嗅覺的患者當中發現了兩種復原模式。第一組人很快就完全康復，再也沒有出現過嗅覺問題。我們不知道原因，但其中一種可能是病毒在鼻梁後方的上呼吸道深處引起了發炎和腫脹。這種腫脹會阻截氣味分子，讓它們到不了負責協助大腦分辨氣味的嗅覺受器。第一組人呈現的是所謂的「傳導性」嗅覺喪失。空氣無法抵達正確的位

置，所以大腦接收不到任何氣味以供解讀，就像是捏住鼻子一樣。一旦病毒被清除，發炎與腫脹現象消失後，他們的嗅覺通常會在幾週之內迅速恢復正常。大多數因為染疫而喪失嗅覺的人都屬於這一組。

第二組人的情況則完全不同。我們認為病毒可能侵入並破壞了這些人身上負責支持嗅覺神經運作的細胞。這表示神經無法發揮功用。在病毒被消滅後，損傷依舊存在。這種損傷終會癒合，不過需要花一些時間。在復原期間需要耐心以對。

許多人會問：「我的嗅覺到底何時才能百分之百恢復正常？」這是理所當然的疑問，也會引起嚴重焦慮，對剛剛才發生嗅覺喪失的人來說尤其如此。重要的是記住，這種神經損傷就像身體受傷一樣，不是某種能從中「恢復」的東西。一如斷掉的腿需要長時間才能癒合——神經復原的過程也一樣非常緩慢。然而，還是有經過科學驗證的方法能加快這個過程，我們會在本章後面再來討論。

因此，嗅覺的恢復可能有兩種模式：一種可在幾週內迅速復原，另一種則是可能得花上超過一年的較緩慢模式。很不幸的，我們無法判斷你的狀況可能屬於哪一種。假如你的嗅覺喪失已經兩個月，我們可以合理地假設，你的嗅覺問題大概是跟嗅覺神經路徑受損有關。

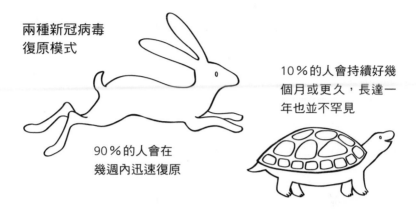

兩種新冠病毒
復原模式

10％的人會持續好幾
個月或更久，長達一
年也並不罕見

90％的人會在
幾週內迅速復原

復原的過程會怎麼樣？

　　對於90％神經並未受損的人來說，嗅覺可以很快就全
面恢復。不論他們是否曾經服用營養補給品來幫助嗅覺恢
復、嘗試嗅覺訓練或其他療法，這些人的嗅覺本來就會復
原。重點是你在網路上讀到的那些「痊癒」故事，都是來自
這個迅速復原組的患者經驗──因為喪失嗅覺會造成很大的
壓力，人們通常什麼方法都願意一試，並可能把嗅覺的恢復
歸因於他們在嗅覺就快要恢復之前所嘗試的「療法」，儘管
他們的嗅覺原本就會自行復原。因此在解讀某些聲稱特定療
法對於治癒嗅覺喪失有奇效卻又未經證實的主張時，必須格
外小心。

　　至於那些得花更長時間才能恢復的患者，我們又發現到
兩種不同的狀況。

1. 有些人覺得他們的嗅覺恢復到某種程度，東西聞起來是「正常的」。換句話說，他們的嗅覺可能還不到往常的標準，不過他們所聞到的氣味仍然符合他們原本的預期。這種嗅覺功能變弱的狀態稱為「嗅覺減退」（hyposmia）。他們的嗅覺可能會停滯在這種狀態好一段時間——至於到底會維持多久，這正是目前廣泛研究的焦點。

2. 第二種復原模式則是嗅覺出現了「質變」。

- 「嗅覺倒錯」（parosmia）正是其中的一種。嗅覺倒錯指的是氣味被改變、扭曲或甚至會讓人覺得反胃。患者形容好像聞到了污水、燃燒的油脂、腐敗的肉類或者膩人的甜味。這種感覺經常伴隨著一種噁心感。這是受到環境中的刺激物如食物所引發的。

- 另一種狀況則是「幻嗅覺」（phantosmia），這是指一種揮之不去的背景氣味，通常令人不悅，但並非由環境中的刺激物所造成。嗅覺倒錯與幻嗅覺經常會一起發生，不過未必總是如此。幻嗅覺可能跟耳鳴有關——這是一種源自腦部、而非現實世界的感官經驗。

醫生和研究人員還在學習與新冠肺炎相關的嗅覺問題可能導致的長期影響，但我們目前的理解是，大多數患者的嗅覺終會恢復正常。

一般而言，在嗅覺喪失的前三週不需要做任何處置。假

如狀況持續超過三週，或許可以試試嗅覺訓練、同儕支援和其他介入手段或補充營養品，這些會在下文中討論。

時好時壞

許多人回報說，他們的嗅覺復原時好時壞。這會讓人非常不安，感覺彷彿又退回到原點。這在新冠肺炎康復過程中是完全正常的現象。所以不要太過擔心，只要記住每一天就只是一天而已。明天可能會更好一點。

嗅覺喪失為什麼讓人沮喪

針對嗅覺喪失對心理健康影響的科學研究顯示，長期嗅覺喪失會導致孤立、悲傷和憂鬱的感覺。你可能不再對伴侶感興趣，或者覺得無法再跟小寶寶產生親密的連結感。在嗅覺受阻時發生這些狀況是完全正常的，絕大多數人的嗅覺問題最後都會改善，所以可以放心。有時候暫時停下腳步也有幫助；試著走出戶外接近大自然，仔細注意其他的感官經驗，例如鳥兒的鳴唱或雲朵的動態，也可以練習瑜珈或靜坐等放鬆技巧。

嗅覺倒錯指南

我們知道，嗅覺倒錯，也就是嗅覺感知發生改變的現象，會在感染新冠病毒後的任何時間出現──有時立即出現，也有時候會在染疫數個月後才出現。還有人只出現嗅覺倒錯的經驗，他們的嗅覺卻未喪失。

嗅覺倒錯會讓生活變得難以忍受。前幾週通常是最痛苦的。多數人形容，他們發現有些食物，例如肉類、洋蔥、大蒜、雞蛋和咖啡等，以及牙膏和多種常見食物與家用品都會引發反胃感，有時甚至還會想吐。這會對生活造成各種困擾，尤其是在居家或者職場等可能會接觸到他人食物的味道、香水或其他刺激物的環境裡。

在嗅覺倒錯最嚴重的階段，你可能覺得噁心、想吐、不覺得飢餓，或者根本不想吃東西。假如你必須為他人烹調食物，或者在他人進食時必須在場，使用鼻夾或許會有幫助。你也可以改喝卡路里替代飲料。假如持續因為嗅覺倒錯而導致食慾不振，可以徵詢醫生的意見。假如體重直線下降，也應該尋求醫療建議。

> 「這都是從一顆煎蛋開始的。我一直聞到東西壞掉的味道，我以為可能有一顆蛋壞掉了。幾天後我用新的一盒蛋做了煎蛋……結果怪味又出現了。第二天，我

> 替先生做了水煮蛋，又聞到那個怪味。那是蛋白的味道。我得把它整個吐掉。自此之後，情況就不斷惡化。我的熱水聞起來是那個怪味，咖啡也是、洋蔥、雞肉、任何牛肉、豬肉、嬰兒濕紙巾……剛剛下的雨……我的怪味清單每天都會增加新的項目。每一天都有別的東西散發出同樣恐怖的味道。」

嗅覺倒錯目前無藥可醫，我們也不知道怎麼做才能讓它消失，所以你可能得面臨長期抗戰。底下有一些訣竅可以幫助你應付它，同時又能讓你攝取到足夠的卡路里來堅持下去。

只吃味道清淡和室溫的食物

很多人說他們可以吃得下蒸米飯、原味義大利麵和原味優格。起司通常也很安全。與熱食相比，室溫或冷卻的食物較不會散發氣味，所以記住這一點。

避開油煎、烘烤或者炙烤的食物

這包括所有東西，從薯片到烤花生都算在內。烘烤的過程會散發出香氣化合物，我們已經知道這種氣味會讓嗅覺倒錯的人受不了。水煮的雞肉或魚肉或許沒問題，但炸魚、薯條恐怕就無福消受了。

不斷實驗

你應該不斷小份量地嘗試食物，找出哪些是可以忍受的，哪些則不行。在冰箱上貼一張紀錄表，寫下「安全」的食物和刺激物。你可以忍受的食物很可能跟他人大為不同，所以要不斷實驗。因為這麼做可能帶來壓力，可以找一位搭擋跟你一起進行。今天會誘發嗅覺倒錯的刺激物，兩週後可能又會改變。許多人都有過這種經驗。嗅覺倒錯可能每天都有新的變化。

> 「我很快就調整了飲食。我用扁豆和其他豆類取代肉類，用植物性替代品取代乳製品。我避開洋蔥和大蒜，改用辣椒和茴香。我發現自己更能夠品嘗食物的質地，所以就專注在這一點上，好讓我更能享受進食的樂趣。我也利用機會嘗試新的食物，我現在會吃一些以前從來沒吃過的東西。現在我的嗅覺倒錯症狀已經減輕，我也在探索不同的烹調方式，發揮更多創意。我正努力試著利用這個經驗創造出美好的事物。」

超市與烹飪

忍著嗅覺倒錯卻還得要上街買菜，想想就令人洩氣。

尤其必須為家人做飯時，事先規畫好菜單，並透過網路購買食材，可能會很有幫助。盡量避免在超市停留超過必要的時間，因為超市裡的氣味可能會讓你難以招架。假如準備了某道你真的覺得無法下嚥的餐點，只要記得這很平常，很多人都有同樣的經驗。重點是要吃進東西——任何你覺得可以吞下肚的食物都行。

請親近的家人朋友一起協助

有複雜健康狀況的人多半仰賴家人協助他們去醫院看診，以及提供情感上和實務上的援助。這種策略對於應付嗅覺倒錯也非常有效。因為這是一種看不見的症狀，你可能不願意「小題大做」，特別是如果其他人都不理解這種問題的話。讓身邊最親近的人了解你的狀況非常重要，這樣你才能得到必要的協助。跟親友們分享這本書也許很有用。

嗅覺倒錯是身體正在痊癒的跡象

研究人員已經知道，因嗅覺倒錯造成所感受到的扭曲氣味可能是身體正在痊癒的指標。這種症狀的確很難受，但如果知道這是個好轉跡象，你或許會覺得好一點。

有哪些有效的治療方法？

英國鼻科學會和英國耳鼻喉科協會（ENT UK）已經為醫師們擬訂了一套指導方針，提供染疫後發生嗅覺問題的患者相關建議。頂尖的醫師們在被要求就某些療法發表意見時，都同意以下兩種行動方針：在同儕支持下進行嗅覺訓練，以及使用類固醇鼻噴劑。

你可能在媒體上聽說過關於使用某些補給品的討論，例如硫辛酸（alpha lipoic acid）、富含omega-3的油脂，維他命A滴鼻劑和鋅。這些補給品的證據不夠強，相關研究又還太初步，以至於我們無法提供建議。但這並不表示它們一定沒有用；有的效能還在研究中。假如你想要試試這些補給品，記得按照劑量指示小心服用。

嗅覺訓練與同儕支持

嗅覺訓練的功效早已得到證實。後文中會有訓練相關的簡單說明。結合嗅覺訓練與同儕支援團體，是另一種讓你和他人分享你的憂慮、疑問、成功與挫敗經驗的方式。在家人或好友常常無法與你感同身受時，這一點尤其重要。孤立無援是嗅覺喪失後的常見情緒，加入支援團體跟他人分享那些心情非常有幫助。

類固醇鼻噴劑

　　類固醇鼻噴劑對於控制鼻腔內部的發炎及腫脹非常有效，可以改善嗅覺途徑的功能。在上述的指導方針中也建議，嗅覺喪失發生兩週後可以推薦使用這類鼻噴劑。有些噴劑可以直接向藥局購買，你也可以請醫生幫你開立處方。重點是要確實了解噴瓶的使用方法。你可以在 AbScent.org/NoseWell 網頁上，找到其與英國鼻科學會共同製作的簡單示範影片。

如何透過嗅覺訓練協助嗅覺恢復

　　雖然無法完全掌控自己的復原過程，還是有一些簡單且有效的方法可以幫忙。話說回來，復原的第一課就是要善待自己，留出足夠的時間來照顧自己。沒人知道擁有你的鼻子或胃口會是什麼感覺。

自我測試

　　假如你打算進行嗅覺訓練，最好先試著定位你目前的嗅覺狀態，然後可以在數週或數月後再作一次同樣的測試，看看是否有任何進展。要怎麼進行測試取決於自己。你可以

列出廚房裡的10到20樣東西，全部聞一聞，記錄所有的經驗。你是否聞得到任何味道？只聞到一種「什麼也不是」、毫無意義的味道嗎？又或者你聞到一種非常古怪、讓你噁心的味道？列出你的清單，同時也把感覺寫下來。然後把這張表貼在冰箱上，偶爾檢查一下。但最好不要每天都去試。就像每天都量體重其實沒什麼意義，每個月測試一次就夠了。一旦你完成了自我測試，就可以準備進行嗅覺訓練。

嗅覺訓練：基本步驟

　　嗅覺訓練是一種可以協助你更快從嗅覺喪失中復原的支持技巧。研究人員自2009年起就一直在研究這種技巧，目前已有足夠的科學證據證明，這種訓練有助於縮短復原時間。嗅覺訓練並非傳統意義上的治療，而是一種能加快復原速度的方法。

　　嗅覺訓練的內容是嗅聞某種具有強烈氣味的物品，例如植物精油或者廚房常用的香料，每天聞兩次，每次幾分鐘。這很容易做到，但重要的是得先稍微理解這種訓練如何、以及為何會有效。

我該做什麼？

最好先準備好一組訓練工具。這很容易就可以自行製作：

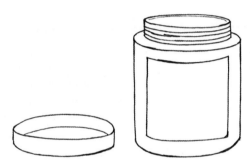

所需物品

- 容量30毫升的褐色玻璃罐 *（植物精油很容易揮發，在陽光照射下很快就會變質——褐色的玻璃可以保護精油。）可以網購，或者在附近的商店購買。
- 吸墨紙、水彩紙或任何白色／未染色的厚紙。
- 4種植物精油 **（精油沒有什麼神奇功效——它們只是容易取得、價格不貴，而且氣味強烈）。
- 用來貼在罐身和瓶蓋上的標籤貼紙。

---

*　　可以隨自己喜好準備更多玻璃罐，但至少要有4個。
*＊　　也可以滴幾滴食用香精比如香草，或使用乾燥香料。

☞ **提示**

選擇熟悉的氣味。挑選對你具有意義、可以連結到鮮明回憶與情感的氣味更有幫助。比如柑橘類水果，或者會讓你聯想到耶誕節的氣味，比如肉桂與丁香。

做法
- 把紙剪成幾個大小可以放進罐子底部的圓形紙片。
- 把每種精油各滴幾滴在圓形紙片上。
- 在罐身和蓋子上貼上標籤，標註罐內的精油氣味和日期。

如何讓罐內氣味保持新鮮

把罐子放在遠離陽光與高溫的地方。氣味強烈的物品如植物精油，在高溫和陽光下通常會變質。所以要好好保護它們，使用後也要記得把蓋子蓋緊。

我需要補充罐子裡的精油嗎？

你的工具組應該可以維持4個月左右。你當然可以提前補充精油，不過可能沒有必要。

為什麼工具組要這樣製作？

經過反覆試驗，以及來自成千上萬人的回饋，我們發現

氣味樣本罐是最好的方法。因為這能激發你的信心，相信你在訓練時聞到的是最強烈的氣味。當你打開罐子時，罐裡帶著這些氣味的一小股空氣就會傳進你的鼻子裡。

我們建議使用褐色玻璃罐而非透明玻璃罐，因為深色罐子可以阻絕光線，保護罐內的精油，讓它們的氣味能維持更久而不至於變質。吸墨紙也比其他諸如脫脂棉和廚房紙巾更好，因為棉花和紙巾的纖維較為鬆散，容易夾帶細菌，導致精油變味。當然，如果實在沒有其他選擇，還是可以使用脫脂棉——但記得要每週更換。

嗅覺訓練練習

進行嗅覺訓練時最重要的就是記得訓練需要時間，也需要能長期堅持下去的決心。假如你是嗅覺長期喪失復原團體的成員，每天必須訓練2次，為期至少4個月。就像中風後的復健一樣，嗅覺訓練必須投注時間與專注力——這不只是在訓練鼻子，也是在訓練大腦——所以假如你每週只練習幾次，數週後就停下來，你一定會失望的。每天2次專心進行嗅覺訓練，才會達到最好的效果。

訓練方法

每次訓練時間不要超過3到5分鐘。選擇一天當中比較

安靜、比較能夠專心的時候，試著在可以不受打擾的地方進行。關掉音樂、電視、電腦或任何可能讓你分心的東西。

一次只打開一個罐子，閉上眼睛，把罐子拿到鼻子前面。罐內會有一股很濃的氣味。試著在吸氣時捕捉這種氣味，像兔子那樣小口小口吸氣。這是指每次只要吸進足夠充滿鼻腔、而非一路抵達肺部的空氣量。當你小口吸氣時，試著想像那種氣味。你還記得昔日任何可能讓你聯想起那種味道的事物嗎？

假如還記得，試著在腦海裡重現這段記憶。如果是檸檬的氣味，試著回憶跟它有關的事，也許正在切開一顆檸檬，又或者正在擠檸檬汁。在心裡試著感覺檸檬皮在指尖上的觸感，檸檬精油從檸檬皮的油胞裡滲出來。聞一聞再想一想。在幾次短暫嗅聞後，你可以停下來正常呼吸幾次，然後再開始像兔子那樣嗅聞。

經過大約30秒後，把蓋子蓋回去。再做幾次正常的呼吸。現在以同樣的方式用其他三個罐子來練習。

重點在於……

……仔細思考你正嘗試嗅聞的味道。

嗅覺訓練最重要的不是在嗅聞什麼東西，而是當試著嗅聞時，你的大腦在做什麼。換句話說，你甚至可以用只裝了橡皮筋的罐子來做嗅覺訓練，效果也會一樣好，只要你能在

腦子裡想像出橡皮筋，或者也許想起學生時期那種橡膠底帆布鞋的味道就行。又或者它會讓你想到一罐全新的網球。不論你的嗅覺訓練進行到什麼地步，試著儘可能地去回想讓你印象最深刻的記憶。

　　重點裡的重點：嗅覺訓練是跟如何運用你的心智和記憶有關，而不是只跟你的鼻子有關。

一些常見的問題

我什麼都聞不到！我一定有哪裡做錯了！

　　假如喪失了嗅覺，一開始打開罐子是聞不到味道的。訓練的初期，只能全靠信心來搏一搏。訓練的時候要全神貫注，讓腦子專注於回想氣味，然後靜觀其變。

救命！我想不起任何味道！

　　有些人真的很難回想起任何跟氣味有關的記憶。試試下面的練習：回想一下童年時的一段快樂體驗，也許是某個假期。假如是跟食物有關的情境，那就更好了。現在想像一下，在這段回憶裡最愛吃的食物是什麼。把它放在盤子上。回想它的顏色和質感。假如你曾經參與烹調的過程，回想一下食物在手裡的感覺。假如你當時還是個孩子，它是不是黏黏的？是熱的？還是冷的？是誰把這道菜送上桌的？你還記得是跟誰一起享用嗎？花點時間慢慢回想，這不會馬上發

生。現在再去想一下那種食物的氣味。有更接近一點了嗎？

不行。我辦不到。我還可以怎樣使用嗅覺記憶和大腦來做嗅覺訓練？

　　別擔心──不是所有人都能記得氣味。你可以試試另一種技巧。這只需要先排除其他的感官刺激──噪音、光線（閉上眼睛），靜靜地坐著，銳化你的注意力來等待某種「訊號」。想像你正從上往下看進一口深不見底的井。你朝井裡丟進一顆小石子。井裡的水位可能在很深的地底。沒有聽到從井底傳來「咚」一聲的時間越長，就越心知肚明這個聲音聽起來是微弱的。在試著捕捉最初、模糊的嗅覺訊號時，大概就是像這樣子。你要靜心等待，而且留心觀察。

我實在不相信這會有效──我很懷疑。

　　有明確的證據顯示嗅覺訓練有助於促進嗅覺恢復。然而，這種訓練的確需要耐心堅持，成效很緩慢，有時甚至難以察覺。訓練過程也需要很多的信任。對於某些人，尤其是那些正跟長期症狀辛苦奮戰的人來說，這樣的訓練確實會讓人有些卻步。但假如把它想像成是自己能夠掌控的一件小事，你就會更有自信。這是一件能讓你每天都感到有所成就的小事。這是漫漫長征上的一小步。請試著一步一步堅持走下去。

以下是另一些輕鬆結合嗅覺訓練與日常生活的方法。

- 使用乾洗手或護手霜時，留意它們的氣味。
- 在書籤上滴一滴精油，當坐下來閱讀時，把它拿起來聞一聞。
- 使用有香味的護唇膏。
- 每次使用身體保養品時都仔細聞一下它們的味道。
- 出門散步時，摘下幾片葉子再把它們揉碎。好好地聞一聞。
- 擁抱伴侶時，停留久一點，試著感覺他們身上的氣味。
- 在口罩外側滴一滴精油（確定你用的是親膚型的精油）。

摘要

- 嗅覺喪失是非常個人的問題，除你自己之外沒有人真的知道情況如何。

- 試著儘可能和親友分享你的感覺。假如這麼做太困難，跟有同樣困擾的人討論或許更有幫助。

- 嗅覺喪失會讓人心情低落、感覺孤立無援，這是很正常的。

- 對食物的偏好會經常改變，所以記得要常常實驗。

- 嗅覺可能要花很長的一段時間才能恢復，有時甚至可能長達兩年。這很讓人灰心，但希望的確存在。

- 嗅覺訓練是給自己打氣的良方。記住，就像中風後的復健一樣，嗅覺訓練需要長期堅持。我們建議每天訓練2次，至少訓練4個月。

- 嗅覺倒錯是情況正在好轉的跡象。

- 絕大多數的人遲早都會恢復部分、或者全部的嗅覺。

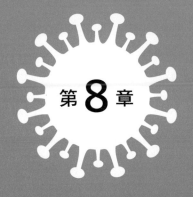

第 **8** 章

其他長新冠症狀

安東・皮克、艾蜜莉・傑伊、

麗莎・布洛斯、安德魯・路易斯、

羅漢・維耶蘇倫德拉

　　除了疲勞、呼吸困難與嗅覺障礙之外，長新冠還有許多已知的症狀，包括腦霧、眩暈、掉髮和腸胃不適等。本章中先敘述部分較常見的症狀，並提供建議和因應策略。

腦霧

　　腦霧是長新冠患者用來描述跟思考、記憶和注意力有關的症狀。許多患者形容他們常覺得頭昏腦頓或者心不在焉，記憶力有問題，說話時找不出的字眼，對於大聲的噪音或碰觸等感受又異常敏感。有些人無法集中注意力，連看書或看電視都很困難。在疫情期間很常見的頻繁且冗長的視訊會議，會讓他們大感吃不消。涉及大量複雜暗示、需要集中注意力的社交活動，一般人原本可以應付自如，現在卻會讓人疲憊不堪。

> 「腦霧一詞無法完整說明這種經驗。事實上，這代表著你根本無法正確思考。我從來沒想到，思考才是存在意義的核心！在狀況最糟的時候，我花了好幾分鐘卻連安全帶都繫不好。」

　　腦霧也跟長新冠以外的其他疾病，如肌纖維痛及肌痛性腦脊髓炎／慢性疲勞症候群（ME／CFS）有關聯。疲勞是

這些疾病共通的症狀，而且會對我們的思考能力造成重大影響。許多人的腦霧和疲勞症狀是緊密相連的，因此也有些人把腦霧稱為「認知疲勞」。

　　你可能會擔心，腦霧是罹患失智症的徵兆之一。我們可以向你保證，沒有任何證據顯示感染新冠病毒會引發失智症。利用認知功能測驗所進行的研究[1]發現，雖然新冠肺炎患者的測驗分數略低，尤其是跟維持注意力有關的部分，但這些分數會日益改善。我們的經驗也是如此，患者的腦霧症狀通常會跟其他症狀一起慢慢好轉。

> 「我的記憶力差到讓我相信自己得了阿茲海默症。我的祖母罹患阿茲海默症多年，所以我知道情況可以變得多糟糕。在染疫之後，我會想不起要說的字眼、老是弄丟鑰匙，忘記我剛剛說過的話。這真的讓我嚇到了。」

　　腦霧會讓人無比沮喪且深感不安。不論是在家裡或是在職場裡，它會影響做事的能力以及信心。它可以影響你和自己以及身邊其他人的關係。

1.　注：趙思家等（2022），〈新冠肺炎倖存者的快速警覺性與事件記憶遞減〉，《大腦通訊》（Brain Communications），4(1). https://doi.org/10.1093/braincomms/fcab295

策略

- 許多長新冠患者表示，他們的腦霧症狀跟疲勞有密切關係。假如你的狀況也是這樣，請務必回頭去讀第2章〈疲勞管理〉。關於調配生活步調與保存能量的部分可以幫助因應腦霧的問題。

- 類似待辦事項清單，或者記錄日誌等補償策略可能會有幫助。雖然這並非解決症狀的辦法，卻能減少腦霧對日常生活造成的影響。

- 觀察你的腦霧症狀是否有遵循某種模式或者具有可預見的波動。

- 事先規畫白天的活動與工作，善用你通常覺得頭腦比較清楚的時間。

- 試著避開刺激物。比方說，有些人發現喝酒或長時間不動會讓腦霧的情況惡化。

- 假如症狀許可，輕度的運動可有助改善腦霧。

- 改善睡眠也可能有幫助。第4章裡有許多實用的方法。

- 壓力、情緒低落和焦慮會嚴重影響我們的思考和理解能力。解決這些問題可能有助改善你的腦霧。

- 同樣重要的是，要記住人難免都會犯錯、忘記要說的話或者「找不著頭緒」。越是擔心腦霧，越可能讓症狀變得更嚴重。練習接受腦霧反而可能有幫助。

- 我們的思考技巧如果不常使用，很快就會退步。假如你已

經停止日常活動或工作好一段時間，就可能會發生這種狀況。隨著你慢慢重新恢復日常活動，你可能發現頭腦的敏銳程度也會跟著改善。

頭暈、眩暈與平衡問題

許多長新冠患者都有頭暈（dizziness）的問題。在新冠疫情爆發前，我們就已知病毒有時會導致持續的頭暈症狀。雖然不致於構成危險，但頭暈可能讓人非常不舒服而且很難應付。

有些人是在新冠肺炎急性感染期間或者之後才出現頭暈和平衡問題。有些人則可能在染疫之前就已經有這些狀況，但在染疫後更加惡化。隨著身體在幾週或幾個月後逐漸復原，頭暈的症狀通常也會改善，不過有些人仍可能會長期感到頭暈、眩暈（vertigo）[2] 和不平衡。

我們仍未能完全理解新冠病毒如何影響我們的平衡系統。不過，我們已經知道，身體用來熬過急性感染的某些策略，在急性症狀消失後，反而可能引發頭暈症狀。也就是

---

2. 編注：眩暈（Vertigo）與頭暈（Dizziness）的描述差異在於眩暈會有天旋地轉、左右前後搖晃的感覺，頭暈則是頭重腳輕、不平衡的感覺。

說，我們的身體會適應體內有病毒存在的狀況，但當病毒消失後，卻不會自動調回原狀。

下頁的圖表說明了頭暈發作後的不同復原路徑，各人所需要的復原時間也不一樣。

> 「我覺得像是坐在一艘處於暴風雨中的船上。我只要一動就好像要跌倒。假如我把身體往前傾，整個房間都會開始旋轉。我完全無行為能力。」

我們的平衡系統非常複雜。想像一下當你通過一座窄橋時，身體要如何保持平衡。身體需要取得由前庭（平衡）系統，以及位於關節、肌肉和皮膚裡的本體感覺接受器所提供的資訊，才能夠保持直立。透過看到周圍的物體、感受頭部的運動、關節的位置、以及上半身、手臂、背部、腹部、臀部與腿部的肌肉張力，感知到身體在空間裡的位置。

我們有時會過度仰賴視覺。此時平衡、眩暈和疲勞的問題可能加劇，也可能導致腦霧的感覺。這項資訊有助於我們理解如何透過復健策略來解決頭暈的問題。

内耳最初的
急性問題

・失去平衡
・頭暈

内耳最初的
急性問題

・失去平衡
・頭暈

短期因應策略

・使用視覺
・改變姿勢
・更加留心
　身邊事物

短期因應策略

・使用視覺
・改變姿勢
・更加留心
　身邊事物

問題解決

・頭暈緩解
・平衡改善

内耳狀況改善，大
腦卻無法重新調適

・持續／
　長期頭暈

改善的策略

復原

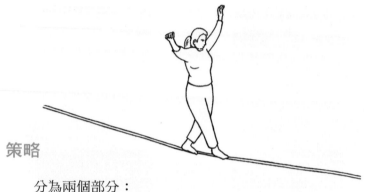

策略

分為兩個部分：

1. 管理急性頭暈。

2. 管理持續性的頭暈。

管理急性頭暈

- 從思考和計畫每天的活動開始。

- 你可能覺得連下床都有困難。在床邊坐一兩分鐘，等頭暈
  症狀消失後再試著站起來。開始的時候可能需要有人在你
  試著站立走動時陪在身旁。

- 你的目標是要正常移動。對於某些影響平衡系統的疾病，
  能夠運用到眼睛、頭部和身體的動作已被證明能有助於減
  少頭暈、改善平衡與疲勞。

- 注意安全。計畫一些能改善平衡的活動。比如在房間角
  落、靠著工作檯面、床邊或門廊裡練習平衡，必要的話找
  人陪你。在一天當中最適合身心狀態的時間練習，並且監

測運動量與復原程度。

- 善待自己。先擬好「挫折計畫」——比如評估挫折的原因、調整活動的優先順序、安排休息時段，並計畫簡單的短程活動目標。
- 監測症狀並依需要調整計畫。
- 記得疲勞管理的 3P 原則；決定優先順序、計畫和調配步調。
- 開始活動或增加活動量的時候，要考慮勞動後倦怠、復原時間與疲勞等問題。
- 保持在活動與動作的舒適範圍內。
- 在動作中間，你可能會感到輕微頭暈。告訴自己，有點頭暈沒有關係，你很安全。只要靜止不動，頭暈應該會在一兩分鐘內停止。
- 試著主動四下張望，坐下或走動時，轉頭看向不同的物體。一開始輕輕地轉，當覺得可以時再慢慢增加轉動的方向和速度。
- 練習的時候試著不要太專注在頭暈上。這會讓身體無法自然動作，可能導致疲勞惡化。同時試著專注在其他東西上，因為移動時把視線對準目標，能讓大腦更快進行調整。比方說，在一邊走動一邊轉頭時，看看你能不能找到綠色的物體、閱讀路標，或者像包打聽一樣，注視旁邊的人。不論想把目光放在什麼地方都好！這能讓你更自然地轉頭，不讓大腦把「焦點」全部集中在頭暈或動作上。

- 讓視線對準目標，對著四面八方的遠近事物找出細節。比如走路時看著牆上的畫或壁紙上的圖案，如果在戶外，就注意觀察樹皮、樹葉或花朵。試著在路上找出所有屬於某種顏色的物品。多多轉頭，練習左右環視，讓視線對準目標，好像正在過馬路一樣。一開始慢慢來，再逐漸在你的控制範圍內加快轉頭的速度。
- 視線緊跟著天上的飛鳥、動物的動作、窗戶上的雨滴，或者在練習拋接球時盯著球看。記住事物的細節，等到下一次散步時再比較它們有何不同。
- 假如你已經有或者需要的話，可在日常活動中使用助聽器或眼鏡。這已被證明有助於改善姿勢的穩定與平衡。

管理持續性頭暈

　　平衡的復健練習可以重新訓練你的平衡，減少頭暈和改善體力，尤其是假如你的平衡中心缺乏鍛鍊的話。可以從下列的動作開始，然後按照你的耐受程度來調整速度和反覆次數，決定做更多或更少的動作。如果你的耐受和疲勞症狀許可，目標是在急性期每天做1到3次這些動作，每天總共練習至少12分鐘。如果有能力的話，可以把每天練習的時間逐漸增加到每天總共練習20分鐘。

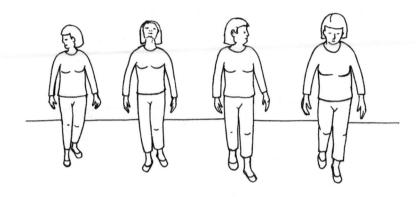

- **轉頭往左右看**。試著把視線焦點落在遠近、左右的物體上。當你感覺舒適時，依照恢復時間和症狀許可來逐漸增加練習的次數。
- **抬頭往上看天花板再往下看**，直到把下巴靠近胸口。試著讓視線落在天花板和地板的某件物體上。當你感覺舒適時，依照恢復時間和症狀許可來逐漸增加練習的次數。
- 坐下，**身體往前彎，直到把頭和肩膀靠近大腿，然後再直起身**。或者在站立時，自髖關節向前彎下身，把頭和肩膀往前和往下移動，直到雙手碰觸到椅面上，然後再回到直立姿勢。當你感覺舒適時，依照恢復時間和症狀許可來逐漸增加練習的次數。

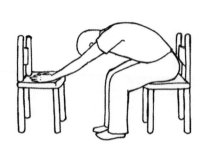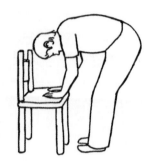

- 練習在坐下或站立時把兩腳打開並閉上眼睛。開始的時候專注於透過雙腳感受到的重量分佈。

- 坐下或站立時扭動或擠擠你的腳趾，注意雙腳踩在地面上的感覺。把雙眼閉上10秒鐘。隨著你越來越穩定也越有自信，逐漸增加閉眼的時間。你可能會感覺到身體輕微的晃動，這是正常的。試著把重量平均分佈在雙腳上。慢慢進步到站立時雙腳併攏。

- 練習站立時雙腳分開，身體左右搖擺或者往左右轉動，雙手輕鬆地放在身體兩側，眼睛可以張開也可以閉上，保持在你的耐受與安全範圍內。

- 不論坐下或者站立，剛開始練習時保持眼睛張開，再進步到把眼睛閉上，如果可能的話不要用手輔助。在一個安全的地方練習——比如在桌子或床旁邊。依照自己的能力範圍反覆練習。慢慢建立耐受度，監測頭暈和疲勞的狀態。如果閉上眼睛感覺很怪，或者覺得有點頭暈或搞不清楚方

向，這都是正常的。

- 站立時，視線對準某個目標，一邊往左右小幅度移動頭部（轉頭），但視線不要移開目標（就好像正在搖頭說「不、不、不」）。反覆做10秒鐘，或者直到你感覺（10級中的1到3級）頭暈為止。每天練習1～3次。

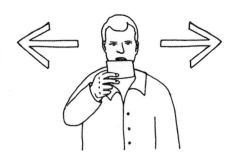

- 站立時，視線對準某個目標，一邊上下小幅度移動頭部（點頭），但視線不要移開目標。反覆做10秒鐘，或者直到你感覺（10級中的1到3級）頭暈為止。每天練習1～3次。這些動作所引發的頭暈應該會在一、兩分鐘內消失。依照情況需要來增加或減少練習的時間或次數作為調整。在同一個程度練習7天，然後再小幅度、漸進式地增加練習時間或次數。

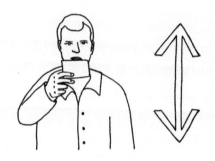

　　假如症狀持續，可以向受過前庭與平衡復健專業訓練的醫事人員（通常為前庭／平衡專科物理治療師或聽力師）尋求協助。

> 假如頭暈的症狀持續或惡化，一定要跟醫療照護提供者聯絡，因為你可能必須接受進一步檢查。

摘要

- 頭暈是病毒感染後的已知併發症，也包括新冠病毒在內。
- 因為頭暈而避免移動的本能是可以理解的。但這樣反而會讓你的恢復速度變慢。
- 動作和活動可以幫助減少頭暈，不過應該依照適合你的程

度來進行。

- 頭暈的症狀通常會隨著時間改善，本章所提供的練習可以在恢復過程中提供協助。

疼痛

　　疼痛是一種常見但有時被低估的長新冠症狀。假如出現任何新的疼痛，請先諮詢醫生的意見。

　　長新冠患者通常會感到全身肌肉持續疼痛。有些人的疼痛感跟他們在新冠肺炎急性期或得了流感時的疼痛經驗類似。有時候還會連帶出現關節痛或骨頭痛。每個人身上的疼痛模式不同，不過許多人都發現，這些疼痛會四處移動，隨著時間影響到不同部位的肌肉群。有些人覺得，動作可以緩解疼痛，也有些人覺得，動作反而讓疼痛惡化。有些人的疼痛在早上特別劇烈，有些人則是在晚上最痛。

　　疼痛是身體保護我們免受潛在傷害的一種方式。急性疼痛通常是身體針對感染、受傷或發炎所發出的一種訊號。然而，持續疼痛與身體損傷之間的關聯較不明確。在慢性疼痛的狀況中，傳達痛覺訊號的路徑本身變得過度敏感，開始自動發出訊號。痛覺路徑發出的錯誤訊號會讓大腦以為體內可能有一種潛在的有害刺激物，但事實上身體並無任何實際損傷或危險。不幸的是，我們無法分辨由身體受傷引起的疼

痛，以及由痛覺路徑本身失靈引起的疼痛。這兩種疼痛都是真實的，而且讓人很難受。

> 「疼痛。全身都痛。關節、肌肉、肌腱、還有我的頭。無處不痛。不管做什麼都沒用。就像是全身所有最深層的組織都被扯開放在一塊石頭上，再用槌子敲打一樣。我的背部和胸部痛得讓人抓狂，我到現在還是很不舒服。」

　　每個人對疼痛的體感和反應都不一樣。疼痛可能引發「打或逃」反應，導致心跳急速加快和血壓上升。這是一種非常重要且自然的身體反應，讓你能在面對潛在傷害時保護自己。不過，假如身體並未受到實際威脅，疼痛卻持續出現，這個反應本身就會變成問題，讓我們感到焦慮和沮喪。

　　疼痛是非常不舒服的感覺。為了緩解疼痛，我們經常避免去做我們認為可能引發疼痛或導致疼痛加劇的事，例如移動。但糟糕的是，減少移動可能會造成肌肉衰弱或僵硬，讓疼痛進一步惡化。

　　疼痛也很難管理。我們在底下列出了我們的患者認為有用的實用策略。有些策略的目的是要直接減少疼痛感。而有些則是著重於在疼痛存在的情況下改善生活品質。

策略

* 假如疼痛已經造成你無法像過去一樣生活，為自己設下完成得了的微小目標是開啟復原之路的好方法。這可能包括每天都固定在某個時間起床，或者每週增加20公尺的步行距離。

* 記錄你的目標以及是否達成目標。記載並檢視自己的進步是很重要的，即使進步的速度非常緩慢。你可能無法達成所有的目標，這也完全不要緊。

* 試著每天都要動一動。一開始的時候，動作難免會引起疼痛，所以只要做少量的動作。任何動作都應緩慢進行，注意避免造成疲勞惡化，或者引起任何勞動後倦怠症狀。請參閱第5章中關於重新開始運動的指引。

* 試著找出哪些活動會讓你感覺愉快，那是你的「滋養活動」，把這些加進每天的日常行程裡。比方有些人發現，練習正念靜坐會讓他們整體上感覺比較舒服，所以他們可能會在每天早上或晚上排進10分鐘的靜坐時間。

* 同時也試著找出和避免無用的保護性舉動。這可能包括久坐不動，或者喝更多酒。

* 找到改善睡眠的方法也很有用（見第4章）。

* 由自己、家人或專業人士替自己溫和按摩，可以幫助重新訓練發出錯誤訊號的痛覺傳導路徑，緩解疼痛。

* 針灸可用來治療某些慢性疼痛，對長新冠症狀也可能有所

幫助。

- 跟家人親友討論並分享你的體驗和目標。這能讓他們在你的復原之路上扮演應援團的角色。

感官變化

長新冠患者所經驗到的感官變化包括手指或皮膚某些部位出現刺痛和麻木感。其他常見症狀還包括胸口或手臂有灼燒的感覺。這些感官變化通常會隨著時間而移動位置和改變——比如某些天出現在腿上，過幾天又跑到手臂上。

> 「然後我『出現了』一些詭異的症狀。我的視力在半年內變得越來越差；然後又突然好轉。我的左上臂會有一種悶痛感，而與之同時發生的還有在我的喉結出現一種尖銳刺痛感。」

有些長新冠患者則描述全身都有刺痛感，或者皮膚間歇性地出現電擊感或者過度敏感。這些感官變化似乎導因於神經系統出現了類似引發慢性疼痛的變化。因此，同樣的管理策略也適用於此。

心悸

「心悸」一詞是用來形容一種能夠意識到自己心跳的感覺。長新冠患者中有超過半數都有心悸或者心跳變快的症狀。不過，嚴重的心血管問題在長新冠患者身上發生的比例跟一般族群差不多。大多數健康的人至少偶爾會感覺到心悸，通常是由壓力或焦慮等因素所引起。心悸可能維持數秒鐘到好幾個小時。多數人在緊張或壓力大的時候，例如在面試之前或運動時，都會感覺到自己的心臟跳動。這是正常的身體反應。

異位搏動（ectopic beat）指的是過早或者額外的心跳。它們可被視為是「打嗝」，通常會導致其後的心跳暫停或變慢。它們常被形容為心跳「漏了一拍」。異位搏動可能發生在幾乎所有人身上，不過有些人會更常注意到這種現象。它們通常是無害的，不需要接受治療，除非它們經常發生，或者引發嚴重的症狀。

在大多數案例中，心悸的情況都不嚴重，但可能會讓人困擾。然而，假如心悸伴隨著昏厥、嚴重頭暈或胸痛的情況，就可能需要接受緊急處置，應該立即告知你的醫生。

我們觀察到，長新冠患者最常見的狀況是在體能活動後，心跳發生和運動強度不成比例的異常加速。許多人發現，即使他們只是從事最低度的勞動（例如只是走到房間的

另一頭，或者煮飯燒菜），心跳都會劇烈加速。

　　早在新冠病毒出現之前，心臟病專家就已經知道病毒感染後可能出現這種現象。這被稱為「不適當竇性心搏過速」（inappropriate sinus tachycardia, IST）──「竇性心律」（sinus）指的是「正常心律」，而「心搏過速」（tachycardia）即指心跳過快。所以，這只是正常的較快心跳，我們在需要心跳加速的狀況如運動時都曾體驗過，但它卻發生在不應該發生的時候，或者太過劇烈，所以才被稱為「不適當的」。身體的許多自律功能，如心跳、血壓、呼吸與消化等，都是由被稱為自律神經系統的神經網路所控制。新冠病毒似乎會增加這些神經的敏感度，從而引發了包括心跳加快在內的某些常見症狀。

　　不論這些症狀讓人多不舒服，心跳過快並不會對心臟造成損傷，也不會增加心臟病發作的機率，也不會增加中風的風險。雖然心跳得花一點時間才能恢復正常，長期來說（有時要費時好幾個月或更久）通常都會復原。許多罹患其他病毒性疾病後有同樣問題的患者，就是這種情況。

　　有時候，在站起身時，心跳的自然變化可能太大而導致不適症狀。例如我們站起身時，心臟應該會多跳幾下。不過，起身時也有可能發生異常且持續的快速心跳（同樣可能是受到自律神經系統的影響）。這是「端坐性心搏過速症候群」（PoTS）的典型症狀。它也可能跟頭暈和暈倒有關係。

　　在端坐性心搏過速症候群的案例中，心跳會在坐起身或

者站立時異常地大幅加快。除了心悸之外，相關的症狀還包括了頭暈、感覺頭重腳輕，以及疲勞。一如不適當竇性心搏過速，這種症狀並不會危及生命，通常會隨著時間而好轉，但可能讓人非常不舒服。

　　針對不適當竇性心搏過速和端坐性心搏過速的症狀，下列的簡單實用自我管理策略可有助於紓解症狀。

策略

- 在躺臥與直立的姿勢之間緩慢移動，避免長時間站立。
- 在一天當中補充足夠的水分。目標是每天喝進2～3公升不含咖啡因、不含酒精的液體。
- 少量多餐，而不要吃三餐大餐，似乎讓人比較能夠忍受，同時端坐性心搏過速的症狀。
- 在站立前和站立時試試簡單的動作：站立前先動一動你的手臂和雙腿，站立時擠壓臀部5到10次。
- 等到頭不暈之後才開始走路。
- 建立均衡的飲食，包括蛋白質、蔬菜、乳製品和水果。
- 移動前先喝一大口水。
- 增加鹽份的攝取量。許多人發現，在飲食中增加鹽的攝取量有助於改善這些症狀。含有高鹽份的食物包括高湯塊、鯷魚、薯片和起司等。
- 避開高溫的環境。

控制心跳過快的藥物

前面列出的方法需要一些時間才能見效。假如你的症狀在幾個月後仍然造成困擾，你的醫生可能會考慮開立類似乙型阻斷劑（beta blocker）的藥物來控制你的心跳速率。不過值得注意的是，藥物並不一定總是有效，還可能產生副作用。有些人覺得藥物的副作用比心跳過快更難受。

胸痛

　　胸部疼痛或不適的原因很多。這些症狀在病毒性感染後很常見，也包括新冠病毒在內──事實上，胸痛是長新冠患者最常提到的症狀之一。多數的胸痛並非任何重大疾病的徵兆，但假如你開始出現新的胸痛症狀，請去醫院就診。在許多案例中，醫生在仔細聽完你對症狀的描述之後都可以自信地說，這種疼痛沒有太嚴重的原因。不過有些案例還是可能必須做進一步檢查。

　　心臟發炎，亦即心肌炎（myocarditis）引發胸痛的可能性曾一度備受關注。任何病毒性疾病都可能導致這種情況，不過極少具有臨床上的意義。一旦醫生確定可以排除嚴重病

因，治療的重點就會轉為理解和處理你的症狀。

> 「長達12個月的胸痛和壓迫感，讓我覺得好像被壓在汽車的車輪底下。這種疼痛非常痛苦，而且會一路擴散到我的左臂。在這一整年中，我每天都想要打電話叫救護車。我的確叫過一次，但所有的檢查結果卻都是正常的。」

　　雖然你的醫生可以自信地排除胸痛的嚴重原因，但要確定胸痛的原因有時反而更難。人體許多器官的位置都很接近胸部或者位於胸腔內，其中包括心臟、肺臟、肺壁、肌肉、肋骨、血管、神經、胃部和食道等。疼痛可能來自這些結構中的任何一種。不過，大多數長新冠患者胸痛的確切來源仍不清楚。醫學檢查的結果幾乎都是正常的，而我們所見過的所有胸痛案例幾乎都不會致命。重點在於找到因應疼痛的辦法。就算醫生已經排除嚴重的病因，但胸痛仍可能讓人感到擔心。幸運的是，我們已經有一些有助紓緩疼痛的策略。

策略

- 雖然過去曾有人建議，胸痛源自胸壁肌肉或關節的人應保持靜止不動，我們仍建議胸痛和長新冠症狀的患者逐漸恢復平常的活動，包括溫和的伸展、運動及呼吸練習。
- 若胸部有某個特定的點造成不適，可試試熱敷或冷敷。

- 有些人發現，乙醯胺酚（paracetamol）和消炎藥等止痛藥也有幫助。

頭痛

有些長新冠患者會因為感受到令人不安且持續的頭痛。有些人形容，他們會在頸部、頭皮和前額等部位感覺到疼痛。有些人的疼痛則集中在後頸，而且會越過頭頂，蔓延到額頭或眼睛等處。疼痛的感覺可能是沉重的鈍痛，也可能是劇痛。壓力、疲勞或極度口渴可能讓頭痛加劇。有些人還發現，頸部的某些動作和姿勢的改變也可能使疼痛惡化。

我們常在頭痛時馬上去拿手邊的頭痛藥。不過這麼做並不一定是對的。在某些情況下，每天固定服用止痛藥本身就可能引發頭痛。醫生有時稱之為「藥物過度使用型頭痛」。止痛藥究竟為何會導致頭痛，我們目前所知有限。這種頭痛通常會在停止服用止痛藥之後消失，不過這可能要花一段時間，有時候可能要經過數週至數月之久。

策略

- 試著找出引發頭痛的可能誘因很重要。可以從寫「頭痛日誌」開始，當頭痛發作時，花幾分鐘記下可能的誘因，例

如強烈的情緒、錯過用餐時間、沒睡好、疲倦、生理期的荷爾蒙變化、過度勞動等。頭痛的誘因通常不只一種。

- 雖然本書其他章節中常常提到，不過調配生活步調對於紓解頭痛也有幫助。試著調配你的活動節奏，避免到達頭痛閾值。

- 一般性的「健康生活方式」也可以造成明顯的改變；不要睡得太少，運用壓力管理和放鬆技巧，不要跳過一餐不吃，多喝水。

- 假如你確實認為自己可能有藥物過度使用型頭痛，那就考慮慢慢戒掉止痛藥，給自己至少一個月的時間來停藥，看看頭痛的狀況是否緩解。

耳鳴

> 「我的耳朵裡每天都一直聽到鬼哭狼嚎、刺耳尖叫、或低聲嗚咽的聲音，時間長達20個月。就好像是裝了一台個人撥接式數據機。每當我醒來或睡著時都聽得到。我試著無視它，但有時候耳鳴真的快把我逼瘋了。」

耳鳴是感覺到聲音從耳朵或腦中傳來，並非來自外在源頭。這似乎也是長新冠患者比較常見的一種症狀。患者形容他們會聽到各種不同的聲音，包括嗡嗡聲、鈴聲或呼嘯聲

等。耳鳴不一定跟聽力喪失有關，但最好應該先徵詢醫生的意見。雖然耳鳴目前並無有效的藥物可以治療，你還是可以試試下列的策略。

策略

- 放鬆技巧對於減少耳鳴非常有用。許多人發現，當他們感到壓力或焦慮時，耳鳴會更變得嚴重。
- 避免過大的噪音和聲音——在必須身處於嘈雜環境中時，有些人會戴上耳塞。
- 即使是輕度運動如太極，都被證明可有效減少耳鳴。
- 分心技巧是實用的應對辦法——有些人發現，當他們把注意力專注在別的東西上，例如工作或者另一種聲音時，就能減少耳鳴現象。
- 白噪音對於應付夜間的耳鳴很有效。比方說，可以把電扇開著，或者播放一些讓人感到平靜的背景音，如叢林或海灘的聲音。

腸胃不適

> 「持續不斷的胃痛、痙攣、噁心和胃食道逆流。整整14個月。沒有任何東西能夠緩解不適。每一樣吞下肚的食物都會讓症狀惡化。」

　　有些長新冠患者會發生腸胃不適的症狀。最常見的是脹氣、排便習慣改變及腹部不適。假如發現排便習慣出現了明顯改變，我們建議你應該去看醫生。你可能會接受檢查，確認你沒有乳糜瀉或發炎性腸道疾病等健康問題。長新冠患者在這些常規檢查中多半找不到其他疾病。假如你就是這種狀況，以下是一些實用的因應策略。

策略

- 仔細思考你的症狀以及是否有任何可能誘發不適的刺激物，或者可能讓症狀緩解的辦法。許多長新冠患者的腸胃症狀會在疲勞惡化的情況下發作，所以專注於疲勞管理應該是優先考量（見第 2 章）。
- 調整飲食裡的纖維質含量。比方說，假如經常腹瀉，最好減少飲食裡的纖維質。假如經常便秘，那麼增加纖維質含量就可能有幫助。

- 記得攝取充足的水分。
- 酒精會讓腸道不適的症狀惡化。假如你就是這種狀況，試著減少整體的酒精攝取量──試著每週不要喝超過14單位 [3] 的酒精。
- 高脂和加工品如薯片、炸物及蛋糕等會導致腸胃不適症狀加劇。當避開或少吃這類食物時可能會比較舒服。
- 甜味劑可能導致腹瀉，所以最好不要吃。
- 壓力管理與放鬆技巧對於腸胃不適的症狀也很有用。
- 為了避免脹氣，可以試試少量多餐。燕麥也可有效緩解脹氣。
- 目前沒有明確證據能證明益生菌的效用，但有些長新冠患者發現，服用後益生菌之後，腸胃不適的症狀有所改善。假如你打算嘗試，至少要試一個月。
- 有些藥物可用來對付腸胃道的症狀，例如解痙劑、緩瀉劑和抗腸蠕動藥物，但在嘗試前務必要先徵詢醫療專業人士的意見。

---

3. 編注：在台灣，一個酒精單位為10克酒精，根據計算公式可以得知不同酒種的酒精單位，例如1瓶酒精濃度3.5％的350c.c.罐裝啤酒，經換算後約等於1個單位酒精。

頭髮、指甲與皮膚變化

　　有些長新冠患者的頭髮、指甲和皮膚也會出現變化。目前已知有許多不同的疾病都會對頭髮、指甲和皮膚造成影響，所以如果出現新的症狀，最好要先跟醫生討論，不要自行診斷。底下是一些長新冠患者較常見的症狀。

掉髮

　　許多長新冠患者都會掉頭髮或者發現頭髮變薄。長期或急性疾病可能導致一種名為休止期落髮（telogen effluvium）的頭皮問題，這或許可以解釋長新冠患者的落髮現象。我們每天都會掉30～150根頭髮，這是頭髮生長週期中「休止期」或落髮階段的一部分。休止期落髮會造成更多的頭髮進入休止期，導致掉髮的數量明顯超過正常值。你可能會發現淋浴間或浴室的排水孔周圍，或者髮梳上的頭髮變多了。這種狀況通常不需要治療，頭髮多半會在六個月後重新長回來。

指甲變化

　　指甲的生長可能因為健康狀況不佳而受阻。有些長新

冠患者的指甲會長出橫向的深溝。這被稱為博氏線（Beau's line），雖然這種變化並非長新冠獨有的現象，但因為是突然出現，仍可能令人感到不安。有幾種不同的原因可能造成這種變化，不過在急病或創傷之後尤其常見。有趣的是，測量博氏線與甲床之間的距離，可以推測出觸發事件發生的時間：目前已知指甲的生長速率是每天0.1公釐，腳趾甲則是每天0.05公釐。

皮疹

　　有些長新冠患者會全身皮膚搔癢，卻沒有明顯的皮疹。造成這種現象的原因不明。皮膚癢可能是藥物的副作用，也可能是由過敏反應、皮膚炎、濕疹或某些一般疾病所導致。有時候壓力也會讓搔癢惡化。如果皮膚出現新的狀況或皮疹，最好跟醫生討論。一般搔癢可透過下列方式緩解：

- 冷水或溫水浴
- 用濕毛巾冷敷或溫敷
- 擦潤膚乳霜
- 穿寬鬆的棉質衣物
- 使用無香精肥皂
- 放鬆技巧

摘要

- 長新冠的症狀通常不僅限於疲勞和呼吸困難。
- 雖然其他常見的症狀可能嚴重影響生活，但卻極少造成心臟、神經或腸胃的器官損傷。
- 實用的管理策略可有效緩解許多不同症狀，包括腦霧、腸胃不適、慢性疼痛、頭暈和心悸等。
- 矛盾的是，越是害怕活動、避免活動，疼痛與頭暈的症狀反而越難有效改善。
- 長新冠症狀的復原速度通常相當緩慢，而且復原過程當中還可能出現新的症狀和挑戰。安步當車才是致勝之道。

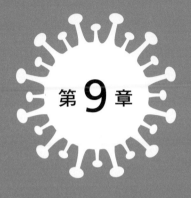

第 9 章

重返職場

露絲，泰爾曼、瑞秋，羅傑斯、安迪，泰爾曼

在本章中，我們會討論工作的重要、返回目前職務的過程（也就是指做好重返職場的準備、重返職場、持續正常工作），在重返職場時可能獲得的支援以及其他資源。

新冠病毒對職場的衝擊

新冠疫情對於員工和雇主都帶來了重大打擊。企業和組織被迫迅速改變運作方式，要讓員工能在家中或職場裡安全且有效率地工作，並且管理經常性的員工生病或必須隔離的狀況，有些企業則必須長時間歇業，讓員工強制休假。

最顯而易見的是，所有人的工作狀態都因疫情而改變。有些改變是暫時的，有些則是更長期的；有些改變可能是負面的，另一些則可能是正面的。假如你曾因為生病而被迫暫停工作，在疫情前的職務和工作方式如今也可能改變了。

工作對你的意義為何？

對我們大多數人來說，各種類型的工作（不論是全職或兼職，有給或無給）都是生活中的關鍵部分。我們工作與重視工作的理由因人而異。看看下列的項目，想想哪些對個人來說是重要的因素。

- 財務安全
- 生活的結構與常規
- 身分認同感
- 歸屬感
- 價值感
- 成就感
- 正向心理健康
- 職涯發展
- 社交往來與友誼

　　透過思考這個問題並了解自己對工作的價值觀，可以找出在重返職場時，有哪些面向對你來說是重要的。這有助於指引找到最適合的計畫。

　　成功重返職場並沒有通用的藍圖。每個人的狀況都不同，每份工作的狀況也不同，你的復原程度也跟別人不同，所以有必要謹慎探索和思考最適合自己的方式。

考慮事項

你對重返職場可能有很多疑問，比如：

- 何時才是重返職場的適當時機？
- 重返職場安全嗎？
- 重返職場對我的疾病津貼／福利有什麼影響？
- 我的工作還在嗎？
- 我現在有能力工作嗎？
- 誰能幫我重返職場？
- 這可能要花多久時間？
- 假如症狀復發，或者再度感染新冠病毒的話該怎麼辦？
- 假如工作上的一切都改變了怎麼辦？
- 我該去找另一份工作嗎？

　　我們可能無法回答本章列出的所有疑問，但我們確實能解決一部分問題，提供一些思考點，指引你找到能提供進一步建議的人、地點或資訊。

關於財務問題

- 開在英國，病假期間可能可以領取職業疾病津貼[1]。雇主可以告訴你津貼的數目以及會給付多久。
- 假如無法領取職業疾病津貼，也許可以領取法定病假工資（SSP）[2]，目前給付的期間為28週。

- 在法定病假工資給付期結束時，如果身體狀況還是無法回去工作，可以依據統一福利救濟金（Universal Credit）規定，向政府申請就業支持津貼（ESA）[3]。
- 也可能申請其他福利金。地方或全國性的福利諮詢服務機構或者公民諮詢局可提供更多建議。
- 雇主可能替員工投保了給付金額不一的健康險。如果是這種情況，可以向雇主詢問。
- 你可能購買了個人健康險，可以在生病無法工作時使用。請向聯絡保險公司了解細節。

---

1. 編注：台灣勞動部職業安全衛生署也有「職業疾病生活津貼」，依據公告：勞工於執行職務或因公差、出差而罹患嚴重特殊傳染性肺炎，經依勞工職業災害保險職業傷病審查準則規定，就個案事實認定屬職業災害，均適用我國各勞動法令，包括勞動基準法及勞工職業災害保險及保護法等之保障。
2. 編注：台灣相應的補助，依照「勞工確診請病假日數併入住院傷病假令」，確診勞工經衛生主管機關通知居家照護或指定處所收治期間，請普通傷病假之日數併入住院傷病假計算（2 年內合計不得超過1 年），雇主不得扣發全勤獎金。
3. 編注：台灣參加就業保險之勞工，符合一定條件下，可向政府申請提供部分薪資差額補貼。

什麼時候是重返職場的適當時機？

想要回去工作，並且覺得一旦重新開始工作，生活就會回歸正常，這是很自然的想法，尤其是當你曾因病停止工作很長一段時間的話。不過，重點是不要太快或太早回去工作。急著重返職場可能讓你覺得症狀變得更嚴重。這又可能導致你必須請更多假和失去自信——讓你下次再嘗試重返職場時更為焦慮。

記得，在第2章〈疲勞管理〉有關調節生活步調的資訊中曾提到，「穩健緩步前進」才是最後的贏家。

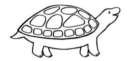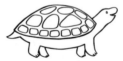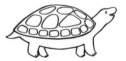

雖然不應該太早回去工作很重要，反過來說，一直拖延重返職場的時間同樣可能打擊你的自信，讓重返職場變成更難克服的障礙。

重返職場通常是復原的關鍵之一。假如你要等到完全康復之後才開始考慮回去工作，這表示你恐怕要等很久。不過，別忘了如今工作的狀況很可能已和過去不同。這可能包括階段性恢復工作，較短的工時，不同的工作環境，或者負

責不同的任務，至少有一段時間會是如此。我們會在本章裡詳細探討這些面向。

　　在對重返職場作出任何決定之前，先跟熟識且信賴的對象討論一下。這可能是家人、同事、醫療專業人士和雇主。

誰可能參與協助你重返職場，他們又能做些什麼？

　　視你的工作及你的復原狀況而定，有很多人可能參與協助你重返職場。先跟他們談一談，了解他們可以提供哪些協助。這可能包括了：

在家	
自己	<ul><li>記住，你才是重返職場之路的中心。</li><li>你應該參與所有相關決定。</li><li>你必須態度積極並主動出擊。</li></ul>
家人和朋友	<ul><li>可以提供一般性的支援和建議。</li><li>協助解決症狀管理和重返職場的問題。</li><li>如果雇主同意的話，陪你去跟對方開會。</li><li>假如往返工作有困難，可以提供實際的協助。</li><li>幫忙處理家務，支援你回去工作。</li></ul>

醫療專業人士	
長新冠 專科醫師[4]	• 針對持續症狀的管理以及與重返職場潛在影響相關的問題提供意見和建議。 • 提供門診書信[5]，讓你可以跟雇主分享醫生對你重返職場的建議。 • 開立做進一步檢查的轉診單。 • 轉診給專科治療師以提供進一步協助、建議和醫療介入。
基層 醫療醫師	• 提供一般和具體的健康建議。 • 協助你轉診好做進一步檢查、徵詢專科醫師的意見或治療。 • 在因病而不適合工作期間，你的基層醫療醫師會提供一份「適合工作聲明書」，通常被稱為「健康證明」（過去稱為「病假證明」），表明醫師在考量所有建議後，認為你（1）不適合工作，或者（2）適合工作。（醫師可能會引用你的會診醫師或其他醫療專業人士所提供的資訊和建議。）
其他醫療 專業人士 例如： • 職能治療師 • 物理治療師 • 心理諮商服務 • 語言治療師 • 營養師	• 支援進行中的治療／症狀管理。 • 研究管理症狀的有效策略。 • 跟你討論是否已準備就緒以及與重返職場相關的實務問題。 • 提供信件說明什麼能協助你成功重返職場，或者一份「醫療專業健康與工作報告」，說明你需要何種支援、並為基層醫師所開立的適合工作證明補充更多細節建議。 • 經過你同意後與你的雇主聯絡，討論長新冠的影響以及如何協助你重返職場。

> ● 在適當與實際的情況下，跟你和你的雇主一起談話或會面，就重返職場計畫達成共識。

在公司	
主管以及人力資源部門	● 在請病假期間與你保持聯絡。 ● 讓你知道工作的現況。 ● 提供建議，並讓你了解公司的政策與程序。 ● 安排重返職場會議。 ● 共同協商出一份重返職場計畫。 ● 在重返職場時提供協助。 ● 轉介你接受公司可能提供的額外諮詢、治療及支援。
職業健康（公司內部單位或者外包機構）	● 評估你是否已準備好重返職場，並針對你可能需要的調整和支援提供建議。
工會代表	● 提供與工作相關的建議與支援。 ● 在公司的正式會議中陪同和代表你出席。
同事	● 非正式聯繫與支援。

4. 審訂注：台灣未有長新冠專科醫師，但各院區有「新冠追蹤門診」，含有相同業務可提供協助。
5. 譯注：門診書信（clinic letter）指的是醫院專科醫師或其他專業醫療人員與家庭醫師之間最主要的溝通方式，信中會列出對病人的治療相關建議，同時也包括一份會診內容摘要，是臨床紀錄的重要部分。

重返職場的步驟

　　在歷經重大疾病之後再重新開始工作，過程可能非常錯綜複雜，最好是採取階段性方式一步步進行，減少節外生枝的風險。重返職場之路不一定都很順利，有可能會出現一些意想不到的挫折，需要花一些時間克服後才能再次前進。這個狀況令人沮喪，但卻很常發生。假如是這種情形，你可能需要跟其他人，例如你的伴侶、家人、朋友或治療師等一起來解決問題。

　　把朝向重返職場的過程拆解成較小也較容易做到的步驟會很有幫助。

　　當你擬訂重返職場計畫時，先問自己一些問題，弄清楚有哪些項目必須被納入以下三個互相重疊的階段：準備重返

注意事項

最初的計畫可能需要根據實際執行的結果進行多次調整。比方說，你可能發現重返職場的過程比一開始預想的更久，因為你必須先鞏固進展，才能採取下一步行動。試著採取較彈性的方式，不要設定太嚴格的目標。

職場、開始重返職場、持續正常工作，這包括了在工作時關注自己的健康。

第一步：準備重返職場

專注於你的恢復與復健

疲勞、疼痛或呼吸困難可能是你最主要的長新冠症狀。前面的章節已經提出了許多實用的策略和技巧，可以協助你開始準備重返職場。在這種情況下，你或許可以思考：

- 慢慢建立起生活的結構與常規。
- 慢慢提升你的活動／體力程度。
- 讓症狀管理變成日常生活的一部分。
- 想出避開困難的策略（例如把活動拆解成較容易處理的部分、寫下待辦事項和提醒事項表，穩步推進計畫和工作而不要倉促完成、安插固定的休息時段）。

跟雇主保持聯絡

你的主管或人力資源部門可能會跟你保持聯絡以了解你的狀況，以及他們能否提供任何協助，並要求你提出目前的適合工作證明。

請病假期間，最好跟雇主討論保持聯絡的最佳方式以及聯絡的頻率。一開始的時候你可能比較希望透過電話或電子

郵件聯絡，也可能舉行視訊會議。

假如公司一直未跟你聯絡，可以主動聯絡公司，讓他們知道你的最新進展。隨著你重返職場的日期越接近，跟雇主聯絡的頻率也可能增加。

雇主與新冠病毒

雇主可能因為疫情的關係必須進行許多調整，包括重新檢視員工重返職場的流程來因應新冠疫情的影響。因此他們可能非常願意幫忙，卻也面臨著龐大壓力，不知道該怎麼做才是最好的方式，所以會希望你和你的醫療專業人士協助他們了解你的需求。

考慮重返職場的時機

重返職場的適當時機因人而異，其中有許多值得思考的問題。首先，你可以考慮一下：

- 你的復原程度
- 你的工作性質——有些工作比較容易分階段恢復上班，有些工作則並非如此。
- 其他需求——比如對財務狀況的憂慮，這可能造成極大壓

力，導致你在尚未準備好的情況下就提早回去上班。
- 在請假一段時間之後，你是否打算重新思考生活的優先順序（比如花更多的時間陪伴家人）。

　　假如擔心原本的職務對如今的自己可能會有困難，或者不確定想要再返回原職務，你可能會想試試不同的工作。不過，花點時間重新審視你的工作與支援需求仍然很重要，在這個階段最好不要急著做出任何轉換工作的決定。

重新檢視你的工作

　　重新檢視自己在工作崗位上所負責的任務。可以利用你的職務說明來幫助思考（假如你沒有職務說明，可以請雇主提供），或者列出你在工作中所參與的主要任務。

　　想想工作中有哪些面向是你覺得現在做得到的，又有哪些面向可能因為症狀持續而難以勝任。附錄1中提供了一份範例，讓你透過回答10個重要問題、以有條理的方式來檢視你的工作。然後你可以寫下你認為自己或雇主可以採取的支援措施。下頁則是一份以表列方式思考可能策略的範例。

工作任務與可能的因應策略

主要 工作任務	持續症狀 對工作的影響	支援工作的可能策略
參加內部與 外部會議	花更長的時間 抵達會議地點	• 優先安排／集中安排會議 • 請其他人代為參加某些會議 • 以虛擬方式參加某些會議
	需要花時間從 呼吸困難的影 響中恢復	• 在會議前先安排一段恢復時 　間
	疲勞感逐漸 累積	• 疲勞管理策略（如調整步調 　／增加更多短休時間）
準備書面 報告	容易分心、注 意力無法集中	• 把工作內容分成較小單位 • 精神好的時候處理較困難的 　工作·使用消噪耳機
	忘記重要資訊	• 使用記憶輔助工具 • 錄下討論／會議內容
	疲勞	• 改變工作時段。 • 安排更多短休時間

開始練習工作中的要素

在家裡練習與工作相關的技能可能有幫助。比方說，可以替自己擬訂一項會運用到工作技能的計畫，例如實際的工作（比如一項手作計畫）、管理性質的任務（比如財務或規畫類的工作），或者一些志願性質的工作（比如扮演支援者的角色）。這就是所謂的「工作強化」。

可以跟主管討論是否能讓你試著在家中處理某些任務，或者考慮是否可以參加網路訓練課程，以練習工作技能、測試自己的能力、嘗試應變策略，做好重返職場的準備。

第二步：重返職場

最初的對話

當你準備重返職場時，最重要的是讓大家都能夠理解你目前的困難，知道怎麼做對你有幫助，怎麼做並無助益。當你準備跟雇主討論重返職場事宜，或者和醫療專業人士預約會面時間時，最好先跟熟人討論下列的問題：

- 哪個部分進行得很順利，有什麼改善？
- 哪個部分還有困難仍待解決，哪個部分還沒有百分之百恢復？
- 這會如何／是否影響到我的工作任務／工作角色？
- 還有沒有其他問題或疑慮是我想在會議中提出來的？

在做出任何與重返職場有關的決定之前，先跟基層醫療醫師、醫療顧問，或者復健專業醫療人員討論重返職場的時機。當你準備好的時候，你的家庭醫師可以在考量各種建議後（比如階段性重返工作、改變工作時間、調整工作任務，或者調整工作場所），替你開立一份最新的適合工作聲明書，證明你現在已經可以回去工作。

在跟你討論並取得你的同意後，你的復健專業醫療人員，比如職能治療師或物理治療師等專業醫事人員（AHP）也可以寫一份門診書信或者專職醫療健康與工作報告，概述你的復原進展，以及你在分階段重返職場時的需求和建議。這可能跟醫生所開立的適合工作聲明一併寄來，或者你也可以把它直接交給雇主。

在正式返回職場之前，你的雇主可能會轉介你去做一次職業健康評估。這會由一位職業醫學科醫師或職業健康專業人士進行。他們會討論你的症狀，詢問你工作的狀況，針對你是否已準備好重返職場提出建議，並向雇主建議如何調整你的工作角色。

重返職場會議

雇主通常會安排一次重返職場的會議。假如雇主沒有安排，可以向雇主提出要求。

有很多不同的人會參加會議。你的直屬主管很可能參

加，有時候人力資源部門也會派人與會。你也可能要求一名工會代表，或者一位同事到場。視所屬公司的政策而定，如果你覺得有需要，還可能可以要求由一位家人，或者你的復健專業醫療人員陪同出席。

重返職場的計畫必須按照你的需求來打造——考量到你的症狀，以及這些症狀對你和你的生活所造成的衝擊。

會中的討論很可能包含下列的所有或部分議題：

- 你的職務角色，以及你目前的困難會如何影響到你執行日常工作任務的能力。
- 討論你在職場裡的需求，怎麼做對你有幫助，怎麼做沒有幫助。
- 可以採行哪些調整措施來協助你重返職場。
- 公司會採行何種階段性工時措施，你在設定的週數內可以負責哪些任務。你可能會發現這段過渡時期必須超出公司政策（各組織狀況不一）通常所能允許的時間範圍，所以必須設法找出解決方案。
- 在你重返職場後，你的進度會被如何監督和檢視。

在參加會議之前，先記下你認為這份重返職場計畫應該涵蓋哪些項目。

關於重返職場會議的提示

- 這些會議可能會討論許多資訊，要記住全部內容非常困難。你可以要求一份會議摘要，尤其是在雙方已就重返職場計畫達成協議時。
- 針對在重返職場計畫中納入更多彈性空間的必要性進行討論非常重要。我們建議你每次只前進一小步，待進展穩定後再邁向下一步。

何為合理的調整？

必須跟雇主一起考量醫生等人所建議的調整措施，怎麼做有助於你重返職場，以及該怎麼執行。有些調整只是暫時的，有的則可能必須維持較長時間，並且定期檢視。這些調整可能包括：

- 改變你的上下班時間，避免在尖峰時間通勤造成不必要的能量耗損，或者配合你每天的能量波動來調整。
- 在白天排進可以離開工作場所的休息時間（比如坐在你的車上或附近公園裡休息）。
- 找到一個可以遠離噪音和干擾的安靜場地來休息（比如吃午餐時）。

- 改變工作時間（比如縮短每日工時、半職工作並在週間休假）。
- 減少工作量（負責較少任務以及／或者用更多時間來處理一般任務）。
- 暫時改變你的工作角色或任務。
- 跟同事一起負責某些任務。
- 可以請假去就醫。
- 採取彈性的工作安排（比如一開始在家工作或者半職工作，再逐漸或部分返回公司工作）。
- 提供可以協助你的設備，例如人體工學椅或者輔助科技。
- 提供較靠近公司大樓的停車位。
- 應付特定難題的策略（如記憶輔助工具、降噪耳機）。
- 額外訓練。
- 額外支援（如同事、導師）。
- 「就業暢通計畫」的支援（見下頁專欄）。

　　重返職場會議的內容與相關協議都要留下紀錄，這非常重要。雇主的會議報告詳細程度不一，而且你可能會為了這份報告等候多時。因此最好是在會議結束後儘速自己做紀錄。假如你日後還有任何疑問，這份紀錄就能派上用場。附錄二提供了一份詳盡的重返職場計畫個人紀錄表範例。

就業暢通計畫

「就業暢通」（Access to Work）是一項由英國政府主導的計畫，提供實用建議與財務補助，協助有健康問題的人克服就業障礙。這項計畫極富彈性，以滿足求職者及其工作的需求。這包括了：

- 職場設施的實質改變；
- 專業輔助、設備、電腦軟體與輔助科技；
- 調整現有設備；
- 通勤或者工作期間的需求。

你跟雇主可以申請一份「就業暢通」評估報告，做為重返職場計畫的一部分。

第三步：持續正常工作

一旦重返職場後，很容易又掉入壞習慣裡，特別是重返職場的過程似乎很順利的話。這些壞習慣可能包括未運用原本準備好的因應策略，沒有定時休息，跳過午餐，或者邊忙邊吃，承擔太多責任、因為無法在上班時間內完成工作而留下來加班或把工作帶回家做。

你可能意識到某些症狀再度發作，卻沒有想到你的工作方式改變正是導致症狀復發的原因。在自己還沒有發現之前，家人、朋友或者同事可能就注意到你的表現開始有些吃力。試著對他們的回饋保持開放態度。

☞ 重要提示

一旦重返職場，最好寫下一份個人的支援計畫，確保你會照顧自己與持續進步。假如你認為這麼做會對自己有幫助，底下提供了一個範例，不過仍需按照自己的情況做出調整。

你可能需要別人協助（如同事、主管或導師），對你的工作量和工作時數劃定並且堅持協議的上限。這樣比較容易對超出工作計畫協議之外的工作量說「不」。

個人支援計畫

對我有益的日常事物	• 調整自己的步調。 • 把任務折解成較小的單位。 • 決定任務的優先順序。 • 運用我知道有效的策略──如待辦事項表。 • 照顧我自己──午餐時間一定會休息，補充水分。
哪些事會妨礙我的進步／影響工作表現？我必須留心哪些事？	• 我會渾然忘我，忘記休息。 • 我不喜歡說不，我不喜歡求助。 • 計畫在上班時間做太多事。 • 我會忘記進食／補水。
我在工作上似乎有點應付不來。發生了什麼變化？	• 我是否沒有運用我的策略？ • 是不是延長了工作時間來完成工作？ • 我覺得疲倦──我有沒有定時休息？ • 公司對我的工作期待是否有所改變，或者引進了新的流程？ • 我的主管或合作的同事是否換了人？ • 我的工作場所是否改變？ • 我會覺得心情低落、擔心或憂慮嗎？ • 工作以外的狀況是否有任何改變？
我可以怎麼做？	• 採取主動。 • 想想過去怎麼做有用，再重新開始那麼做。 • 跟我的主管討論我覺得困難之處──但要早一點說，免得問題越來越大。 • 跟我的家庭醫生討論我的健康問題，或者重新審視我所服用的藥物。 • 我確實運用了我的因應策略，但仍覺得工作有困難──我能跟誰聯絡？

摘要

- 對於大多數曾歷經嚴重傷害，或者包括新冠肺炎在內的重大疾病的人來說，重返職場都是極為重要的目標，但這個過程可能充滿挑戰。
- 重要的是不要操之過急，在還沒有準備好的情況下就回去上班。我們建議採取按步就班的方式，利用你可以取得的資訊和支援，按照個人的需求來制訂計畫。
- 這通常涉及跟你的家庭醫生和其他參與治療的醫療專業人員，還有雇主，針對重返職場的問題持續進行討論。
- 重返職場的過程可能會出現延遲或挫折，但多半可以透過時間和支援來克服，讓你在做好充分準備的情況下，成功地回到生病前的原有職務或者經過調整的職務。

以下是兩個在歷經長新冠症狀後重返職場的個人故事。

「我在 2020 年 3 月感染了新冠病毒，雖然我當時並不知情。但我的身體變得越來越不舒服，一個月後我住進醫院，因為我的肺部出現了多個微血栓造成呼吸困難。在藥物協助下，最嚴重的症狀很快就改善了，但我的心跳、反覆發熱、胸痛和呼吸不順的問題仍然持續，後來我又兩度住院。一陣子之後，情況的確有所改善，所以當新學年開始時，我就回去工作。

　　我在一所大學裡工作，要負責教課和撰寫學術論文。在我生病前，我很喜歡跑步、瑜珈，以及陪我兩名年幼的子女在公園玩耍。我有一份我很喜愛的全職工作。但隨著數週和數個月過去之後，我卻覺得自己一直沒有復原，事實上，我的症狀反而變得更嚴重了，這讓我感到非常沮喪。我沒辦法陪著孩子們做他們要我做的事，或者專注在我的寫作上。我總是覺得疲倦、沉重，這是我以前從來沒有過的經驗。有時候我會劇烈顫抖，根本沒辦法走路去辦公室，或甚至無法去接孩子們放學。我花費了很大的力氣在思考、備課和教課上，下課後只能趕快上床睡覺。有些時候我覺得身體比較好一些，我就會試著去跑步或騎單車。在染疫之前，這些活動能夠改善我的精力和專注力。不過即使到戶外活動的當下感覺很棒，我所嘗試的任何體能運動在事後都會讓我精疲力盡、暈頭轉向。在第二次全國封城期間，有好幾天、甚至可能有好幾週的時間，我不但得在家工作，還得同時照顧留在家中的小孩，這讓我累到根本無法步出家門。我很難形容慢性疲勞和長新冠的症狀。我頂多只能說，那感覺像是我正在被活埋。

　　幸運的是，我的醫生把我轉介到一個長新冠門診。我跟一位專長於慢性疲勞的專科職能治療師進行了一對一的會談。首先，她建議我減少所有活動，好確立並維持一條我能夠應付這些症狀的基線。我的醫生替我開立了病假證明，這是我一年多以來第一次不必再試著『撐過』疲倦感。其次，職能治療師向我詳細解釋了『調配步調』的概念，以及本書第2章的其他內

容。我把一天的活動分成了許多塊，例如閱讀、陪孩子們玩等等，並且在活動與活動之間休息。我開始練習靜坐（現在已經有靜坐的手機應用程式了！），做呼吸練習和伸展運動。我擬出一份常規活動表，只要孩子們的狀況許可，我都會照表操課。一個月後，我開始覺得好多了。六週之後，我可以走得更遠，陪孩子們做更多事，也可以進行短時間的寫作。

我已經跟我的系上討論過減少工作量，不過職能治療師建議我，重返職場時要配合調整措施，並在醫療專業健康與工作報告中列出她的建議。我現在正用非常緩慢的速度，以每週為單位逐漸增加我的工作量與體能活動量。

我沒想到，管理自己的活動和調整步調竟然如此困難，而且到現在還是如此。個人支援計畫範例表第二欄裡的每個項目都是我會做的事（我一開始工作就會全神貫注，我常忘記休息或喝水，我討厭向人求助，也不願向人示弱，更沒辦法對事情說『不』。我總以為我能在一天當中做到超過自己能力範圍的事）。我同時也認為，家有幼童會引發另一組不同的問題──小孩可是沒辦法讓你『配速』的。然而，整體來說，這裡提出的策略的確奏效。但我知道自己算是非常幸運的。我有一位愛我的伴侶，還有可以談話的朋友。我有一份彈性的工作，雇主也非常支持我。這些讓我能夠（大致上）遵照本書提出的建議。因此我的身體越來越強壯。我的健康正在好轉，我也正重新找回自我。我現在可以開始認為自己正在從長新冠中恢復，而且終將恢復。我希望你也能開始有同樣的感覺。」

在第二個關於「準備重返職場」的個人故事裡，敘事者同樣是直到染疫六個多月後，在一個地區性的長新冠門診中與職能治療師會面，才開始理解和處理發生在他們身上的事：

「在新冠肺炎的搶救最前線，病人會接受醫療與急救的檢傷分類治療，但我們這些已經處於緩慢復原期的人卻是一頭霧水。我們完全不知道自己如何、何時或者能否完全康復。慢性病患者當然一直都得面對這種狀況，不過因為染疫而碰到這些問題，實在讓人不知所措。

基礎醫療醫師及急診醫師可以對患者的症狀提出建議，但他們對於患者在染疫過程中所失去的其他事物卻愛莫能助：你在工作上的身份；工作帶來的財務安全感；習慣共事的團隊；在工作上的成就；以及對於自己全身乏力感到的不知所措。身為一個長期的自由工作者，我很習慣靠著自己的頭腦來設法生存，在狀況混沌不明的時候臨機應變，但我完全沒有料到這種疾病對心理健康的影響。

真正讓我的情況開始好轉的是，長新冠門診的職能治療師所給我的絕佳建議，尤其是決定優先順序——計畫——調整生活步調，以及該如何管理能量。聽到自己並不是孤軍奮戰，還有很多人面臨同樣的困境，這一點非常重要，而學到能量有分高低程度，或者光是思考、移動、跟人對話等都需要耗費能

量，這些都是我過去從來沒有想過的事。

　　找出目前體力可承受的活動基線，使我的復原狀況為之改觀。每天繞著運動場散步；在起床和上床睡覺之間只處理一件繁重的家務；上網購物；不要整天都在睡覺；觀察餵鳥器附近的小鳥，這些都是我做的一些改變。

　　頭幾個月真的很慘，不過漸漸地，我的狀況確實開始好轉，幾個月後，在我染疫快滿一年時，我開始自問：我現在能不能恢復工作？在某個層面上我知道答案是『不行！』，但我已經學會如何在能量較低的時候精打細算；如何善用我的『電池』，不要讓它完全沒電。要用前所未有的方式仔細照顧它。建立並努力維持住那條基線，是創造和測量進步唯一實際的辦法。我有時候（常常）會越線，結果不得不倒退回來──術語就是『大起大落』。我在去看長新冠門診之前常有這種經驗，但我現在理解這種現象，也有對應的辦法。我開始知道該怎麼做才可能復原。

　　透過每日量表來記錄我的能量狀態，我清楚地理解到自己把能量用在哪些地方，以及如何保留一些能量去做我真正想做的事。光靠意志力把事情做好或者給自己提供能量的想法不再奏效，即使某種程度上我仍希望體力會自行恢復，幫我渡過難關。我並不是說我每次都能夠成功地管理我的能量狀態，不過當我確實成功、而且持續這麼做──這才是讓我能夠重拾健康的原因。

　　在疫情期間能夠在家工作也是一大優勢。我在家裡可以

照常工作，而且事實上我做到的還更多；在我的能量尚且不足時，通勤實在太過費力。

第二項優勢則是能用兼職的方式去執行一項特定的專案，雖然薪資打了點折扣，但我已經一年多沒辦法好好工作，實在需要賺一點錢。

這兩件事都是讓我能夠『完成』現有工作計畫的決定性因素。除此之外，我也給了自己空間，准許自己在下午小睡片刻；假如白天覺得不太舒服，那就把看醫生或者工作的時間改到晚上。而且沒有人會知道我在電視前面睡著了（除了我的能量紀錄表之外！）。

重返職場很容易嗎？『才不！』會不會有很想躺回床上睡覺的時候？『當然有！』會不會出現腦霧蓋過清晰思路的時候？『當然了！』我也碰過因為『兼職』的身份，在開會時只能退居二線的狀況，而我以前總是參加所有重要的會議。這都是我為了讓自己重返職場而選擇付出的部分代價。

當專案完成後，我真的累慘了。我的電池沒電了嗎？『沒錯。』我需要先休息一會兒，才能去想另一項專案嗎？『正是。』我還得要繼續注意我的能量，小心選擇如何花費它嗎？『當然！』但我做到了：染疫之後的第一份工作。銀行戶頭裡的第一筆錢。這就是我仍然可以做得到的證明。」

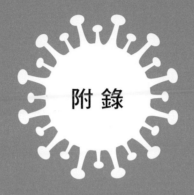

附 錄

附錄 1

在重返職場之前
先對工作進行評估

下列的問題是要協助你想清楚對於工作的疑慮。設計這些問題的目的是為了幫你集中思考你的工作狀況，並據以與醫療人員和雇主進行討論。

我的工作的重要部分為何？

我通常的工作模式為何（如工作時數、天數以及是否輪班等等）？

重返職場之後，我要如何通勤？

我的工作有哪些需求？

a）體能上的需求——例如站立、走動、爬樓梯、提重物、使用工具／機械、打字、寫字、在戶外工作、開車等。

---

b）思考上的需求——專注、應付過量資訊、組織、管理和記憶等
能力。

c）溝通上的需求——使用電話、參加面對面或視訊對話／會議、
寫報告、做簡報等。

哪些症狀可能造成工作上的問題？

工作中有哪些部分是我覺得在染疫後會變得格外困難，或者讓我
擔心的？

工作中的哪些部分是我有信心可以處理的？

我在工作之外是否還要負擔任何其他責任——如照顧小孩、擔任
照護者或者念書——可能會影響到我的工作，或者會在我染疫後
重返職場之後受到影響？

在染疫之前，我的職務曾獲得何種監督和支援？

是否還有任何跟我染疫後重返職場有關的事項？

附錄 2

重返職場計畫

以下是一份重返職場計畫的詳細個人紀錄表範例。

你的姓名 _____

重返職場會議日期：
與會者：
工作角色：
症狀可能對工作造成的影響：
建議開始重返職場的日期：

建議的初期工作模式──工作時數／天數：
工作地點：
建議的初期工作量／工作目標：
建議的調整措施以支援重返職場：
其他評論：
同意計畫者：
進度檢視的預定日期：
進度檢視者：
在階段性重返職場期間可提供支援的聯絡對象：

附錄 3

進一步檢查

　　不是每一位來到長新冠門診的患者都需要做進一步檢驗或檢查。不過，有時候檢查可以幫助確認診斷結果，以及確定你的症狀是否有其他成因。檢查結果若是正常的雖然會讓人安心，但如果檢查找不出症狀的形成原因卻可能導致更多焦慮。因此，要進行主要目的為「排除性檢查」（當醫生認為臨床上不太可能發現異常時）的深入檢查時，態度應該更為謹慎。儘管如此，某些簡單的篩檢（比方說，透過血液檢查來尋找疲勞的其他原因）通常很有幫助，至於其他更為個人化的檢查則可依病人狀況逐案考量。

注意事項

要記住的是，雖然檢查的結果可能是正常的，卻不一定表示你的症狀找不到生物學上的解釋。檢查結果正常可能是因為該項檢查的目的是要找出另外一種問題，或者對長新冠症狀不夠敏感。同樣地，假如檢查

結果是異常的（例如 X 光檢查、電腦斷層檢查或磁振造影），也不一定能夠解釋你的症狀，而可能只是巧合的發現而已。因此，儘管做檢查可能有用，在詮釋檢查結果時卻需要格外小心。

許多人不知道為什麼他們要做檢查，或者檢查的結果到底是什麼意思。底下是一些醫生有時會考慮進行的常見檢查，以及做這些檢查的理由，還有我們想從檢查裡找到什麼。請注意這並不是一份完整的列表，由於長新冠症狀的性質非常複雜，若要羅列所有的檢查將超出本書範圍。

長新冠治療中可能考慮進行的篩檢

全血細胞計數

　　全血細胞計數（FBC）是測量流經全身的血細胞數量。檢查中會檢視三種細胞，具體來說是紅血球（令人困惑地是由測量「血紅素」而得出）、白血球和血小板。

　　血紅素（或 Hb）——這是紅血球內一種會與氧氣結合的蛋白質，但實驗室的檢驗報告是使用血紅素來測量體內的紅血球數量。貧血一詞是用來形容紅血球數量減少的現象。

因為紅血球會把氧氣攜帶到全身的細胞，當紅血球細胞數量下降時就可能導致疲勞，甚至可能就是造成疲勞的唯一原因。當狀況嚴重時（或者假如血紅素濃度急速下降），貧血還可能導致呼吸困難。假如有貧血現象，我們會根據臨床病史而決定做進一步檢查，以找出貧血的原因。

白血球計數——可提供關於血液中免疫細胞的資訊，血液中不同種類的白血球都會被列入計算。在日常的臨床檢查中，最主要注意的是嗜中性球、淋巴球和嗜酸性球的數量。嗜中性球主要對付細菌感染，在這種情況下數量會增加（但也可能是出於對壓力與創傷的反應），淋巴球提供更多針對特定目標的免疫反應，並會對先前感染或注射疫苗的反應留下免疫「記憶」（不過血液中淋巴球數量並非免疫記憶的指標），嗜酸性球的數量則可能在許多不同情況下增加，包括氣喘與濕疹（雖然正常值也並不表示沒有氣喘）。

肝腎功能

肝臟或腎臟功能的重大異常可能導致疲勞，讓人感到全面性的不適。因此針對肝腎功能進行血液檢查是一種很有效的篩檢。不過檢查結果如果只有輕微異常，就不太可能是造成症狀的原因，可能只需要隔一段適當時間再檢驗來監測就行。出乎預料的顯著或嚴重異常則可能需要徵詢專科醫生的意見和進一步檢查。

甲狀腺功能檢查

甲狀腺功能低下是指甲狀腺無法分泌足夠的甲狀腺素。甲狀腺素是一種荷爾蒙，缺乏甲狀腺素可導致許多非特異症狀，包括疲倦、肌肉酸痛、體重增加、憂鬱症和認知問題。因為甲狀腺功能低下很容易治療，所以對疑似有長新冠症狀的患者來說，預先排除這種可能性是很重要的。甲狀腺功能檢測指的是對刺激甲狀腺的荷爾蒙，或者由甲狀腺所分泌的荷爾蒙濃度進行測量（促甲狀腺素〔TSH〕，以及甲狀腺素或游離甲狀腺素〔free T4〕）。

維他命 D

維他命 D 能調節鈣和磷的吸收，對骨骼、肌肉和牙齒都很重要。它同時也是維持免疫系統健康的要素。研究發現，體內維他命 D 濃度偏低的肌痛性腦脊髓炎／慢性疲勞症候群患者，如果服用維他命 D 補充劑，就可能改善疲勞的症狀。

血糖或尿糖檢查

糖尿病指的是因為胰島素分泌不足或異常而導致血糖（或葡萄糖）濃度變高的一種疾病。胰島素能促進體內細胞攝取血中的葡萄糖，作為能量來源使用。糖尿病控制不佳的

患者容易感到疲倦、全身無力與非特異性不適。此外，他們還可能變得極度口渴和頻尿。糖尿病篩檢包括了檢測血液與尿液中的葡萄糖濃度數值，這通常會由你的基層醫療照護提供者來進行。

發炎指數

這包括了C反應蛋白（CRP），這是一種由肝臟所製造的蛋白質，也是體內發炎的指標。感染是造成發炎的原因之一，在因感染新冠病毒而住院的患者身上，CRP數值通常偏高。與感染無關卻導致CRP值升高的原因，包括了如關節炎和發炎性腸道疾病等慢性發炎疾病。CRP可用於追蹤疾病的活動指數以及對治療的反應，隨著發炎狀況改善，CRP值也會下降。同樣地，當患者自新冠肺炎康復時，體內的CRP值也會降低。由於長新冠的性質涉及多種器官系統，症狀又與多種已知的發炎性疾病重疊，CRP值可作為一種有效的血液篩檢方式。不過在我們的經驗中，檢查的結果多半都在正常範圍內。

其他、更專業的血檢只應在逐案考量的狀況下進行。

呼吸困難

針對呼吸困難的可能檢查包括：

* 胸部 X 光檢查
* 胸部電腦斷層掃描
* 肺功能檢查或肺量計檢查

胸部 X 光檢查

胸部 X 光檢查常用於呼吸困難患者的篩檢，以利找出明顯的異常。在新冠肺炎患者的胸部 X 光檢查中，可能發現肺部因為急性感染而導致的持續變化。這些肺部異常並不罕見，尤其是對曾罹患嚴重肺炎的患者來說，它們代表著急性感染所留下的「足跡」。這些痕跡通常會隨著時間而慢慢消失，但假如肺部的持續異常或「陰影」經過 12 週後仍然存在，就可能必須做電腦斷層掃描來檢視肺部是否有疤痕（纖維化）。假如是這種情況，可能要到肺部疾病專科門診（或者後新冠症狀門診）就醫。在我們的經驗裡，不曾住院的長新冠患者胸部 X 光結果通常都是正常的。

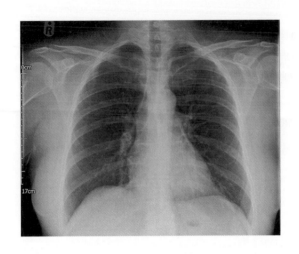

這是一張完全正常的胸部X光片，我們發現，不曾住院的長新冠患者檢查結果多半是如此。胸部X光常用來篩檢呼吸困難的原因。X光片同時還提供了關於心臟的基本資訊（如心臟的大小）。

電腦斷層檢查

　　電腦斷層掃描（CT）提供了詳細的身體橫斷面影像（見下頁圖），讓醫生可以更仔細地觀察肺部及其他器官的結構。它可以看出肺部的外觀（以及胸腔內其他結構）是否正常，並且評估供應肺部血液的血管內是否出現血栓（肺栓塞），或者在新冠肺炎染疫後肺部是否出現疤痕（纖維化）或其他異常而導致呼吸困難。掃描的影像是由專精造影技術的醫生（放射科醫師）負責判讀。

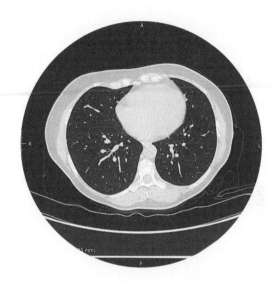

正常的肺部電腦斷層掃描影像。醫生有時會在需要仔細觀察肺部及其血管的情況時做胸部電腦斷層。上方的掃描圖即為胸部的橫斷面。

肺功能檢查

　　為了解肺部是否能夠正常運作，並查看疾病對肺部造成的影響，醫生可能要求你接受肺量計或肺功能檢查。肺量計能讓我們測量肺部中的氣體體積，以及肺部排空氣體的速度。肺功能檢查裡就包括了這項測量，但同時還會測量其他項目，最重要的是氣體交換的功能。以下是這些檢查的詳細說明。

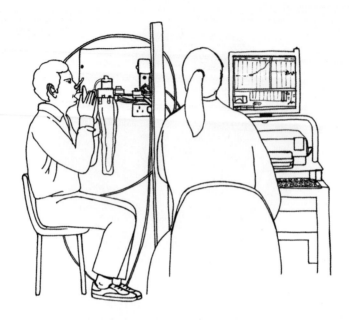

圖中的人正在接受肺量計檢查。受檢者必須儘可能深呼吸,再透過一條管子呼氣,好讓醫療人員記錄呼出的氣體體積以及肺部排空氣體的速度。受檢者可能會被要求重覆吸氣吐氣幾次,以便得到最正確的測量數值。

- 肺量計檢查──測量氣體的體積和流速
- 肺功能檢查──測量氣體的體積和流速(肺量計檢查)以及氣體交換功能

　　肺功能檢查可判定是否有問題出現在氧氣通過呼吸道、進入肺泡，再透過肺壁進入周邊血管的過程。呼吸檢查的不同部分可提供關於肺部異常（如果確實被偵測到）的性質與位置的資訊。假如醫生懷疑你的肺部可能纖維化，導致你無法順利攝取到氧氣，這項檢查就非常重要。

　　在我們的經驗裡，雖然患者持續出現呼吸不順的症狀，但未曾因新冠肺炎住院的人其肺功能檢查結果通常都在「正常範圍」內。正常範圍是指檢查的數值落在同一性別、年齡、身高和種族的個體之正常可接受範圍內。

　　有時候，呼吸檢查也可能檢查出氣喘，或者其他呼吸道或肺部疾病（這些可能是直接導致症狀的原因，也可能是促使症狀發生的因素），讓醫生在管理你的長新冠症狀的同時，也得以對疾病展開適當的治療。肺功能檢查的結果若為異常，則可能表示有必要再做進一步檢查──但這已超出本書的範圍。

　　你可能會在專科醫生寫給你的基層醫生的門診書信裡，看到醫生提到肺功能檢查的結果，並發現信中很少會明確解釋做這些檢查的原因，以及檢查結果到底是什麼意思。底下的段落會把檢查拆解成不同的項目並解釋其意義，以及我們打算透過這些檢查找到什麼結果。如果看不懂也不必擔心──這只是提供給有興趣的讀者的背景資料。

FVC

　　FVC 指的是「用力呼氣肺活量」，是在儘可能深吸氣後所呼出的氣體總量。這可以讓我們知道你的肺部大小（或應該說是容量）。某些影響肺部本身的疾病（被稱為間質性肺病）會降低肺部正常擴張的能力，導致呼出的氣體量低於同年齡和同性別的健康者的預期值。

　　新冠肺炎有時也可能導致肺部持續異常，這項檢查可提供關於肺部受到何種影響的資訊。大多數人的FVC檢查結果都會隨著他們的臨床痊癒而改善，但少數肺部留下疤痕／纖維化的人，他們的FVC檢查數值也會持續偏低。在這些狀況下，患者可在呼吸門診中接受定期追蹤和監測。

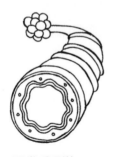 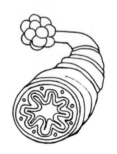

正常呼吸道　　　　　　狹窄（發炎）呼吸道

影響呼吸道的疾病，如氣喘或病毒引起的發炎，可能導致呼吸道變窄而造成呼吸困難。我們在利用肺量計評估這種狀況時，會留意FEV1的數值，這能讓我們得知氣體經由氣管被排出的速度，並且跟肺部整體的容量（FVC）相比較。FEV1／FVC的比值如果小於0.7，就表示氣管已經變窄（被稱為呼吸道「阻塞」）。

FEV1

　　FEV1指的是「用力呼氣一秒量」，也就是在深吸氣後再用力快速呼氣時，你的肺部在呼氣的第一秒中所排出的氣體量。這可以說明肺部排空氣體的速度，以及氣體從肺部的氣囊（肺泡）沿著呼吸道（氣管）排出體外的速度。這個速度取決於呼吸道的內徑或大小。假如呼吸道變窄，例如在氣喘或慢性阻塞性肺病（COPD）的情況下，呼氣第一秒所排出的氣體量也較少，FEV1的數值也會低於同年齡、同性別但呼吸道正常者的預期值。

FEV1／FVC比值

　　在醫療報告或者你可能收到的門診書信裡，有時也會提到你的FEV1／FVC比值。由於FEV1讓我們得知氣體自肺部排空（氣流）的速度，FVC則顯示了肺部整體容量，這個比值能讓我們看出呼吸道是否有問題──亦即是否變窄或「阻塞」，導致氣體自肺部排出的速度變慢。假如此一比值低於正常值，我們稱之為「呼吸道阻塞」。對於評定疑似患有慢性阻塞性肺病或氣喘（這兩種疾病都會直接影響到呼吸道）的患者而言，這個檢查非常重要。呼吸道發炎及過度敏感（呼吸道「過敏」）也可能是呼吸道遭到包括新冠病毒在內的病毒感染後遺症之一，氣喘也可能會有類似的表現。

假如這個比值很高，就表示氣體可以快速自肺部排空。這可能是正常現象，但也可能顯示另一種類型、被稱為「限制性模式」的問題。在影響肺部組織（包括肺纖維化）的疾病，以及胸壁無法完全擴張（例如胸部周邊肌肉無力）的病例中常可看到這種現象。

在新冠病毒急性感染期未曾住院的人身上，FEV1、FVC與FEV1／FVC比值通常都在正常範圍內。

氣體交換

- TLCO是指肺部的一氧化碳轉移因子。
- DLCO是指肺部的一氧化碳擴散能力。
  （它們指的是同一件事）

氣體交換（TLCO／DLCO）檢查是測量氣體穿過肺部內壁（更精確地說，應為氣囊或肺泡），再進入周邊血管的能力。在這項檢查中，你會先吸進微量的一氧化碳再閉氣。氣體從呼吸道進入肺部組織，再被血液吸收。在呼氣後，肺部殘存的任何一氧化碳會被測量。我們在檢查中使用一氧化碳（CO），是因為它比氧氣更容易測量，而當一氧化碳的交換量減少時，就表示氧氣的交換量也會減少。

影響肺壁（如肺纖維化，這表示肺部的氣囊變厚）或者肺部血管（如肺栓塞）的疾病，都會降低氣體被吸收的能力，所以會呼出較多的一氧化碳。測量的結果被轉換成一個數值和一個百分比，並且與同年齡和同性別的預測「正常」值做比較。在80％至120％的範圍內都會被視為是正常的。這項檢查可以顯示出幾天內的差別，所以必須謹慎判讀數值的微小變化。

其他檢查

醫生偶爾也會安排做心臟功能的檢查。這可能是要檢查心跳過快（或心悸）、呼吸困難、胸痛等症狀，或者其他可能讓人擔憂、但跟新冠肺炎無關的心臟問題。

心電圖

心電圖（ECG）是一種常見的檢查，可記錄心臟的電子活動。它可以測量心率（心跳有多快）和心律（心跳是否規律）。

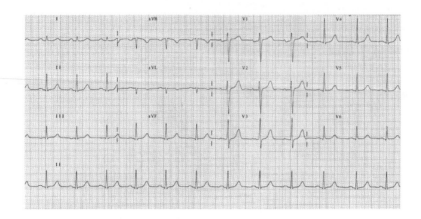

這張圖表裡的跡線記錄了心臟的電子活動，被稱為心電圖。長新冠患者的心電圖多半都是正常的。

霍特24小時連續心電圖

　　霍特24小時連續心電圖（Holter monitor）是一種可攜式的心電圖紀錄器（ECG），可持續記錄心臟在24小時或更長時間內的電子活動。胸口會放上心電極（黏在皮膚上的小貼片），再用電線連結到一個小型監測器。帶著安裝好的監測器回家，在從事正常的日常活動時記錄你的心跳和心律。監測器所記錄的數值下載後會由心臟醫療團隊來判讀，再把結果告知醫生。

心臟超音波

　　心臟超音波（echo）指的是利用超音波掃描來評估你的心臟狀況，測量心臟的收縮能力（就是你的心臟功能）、心臟不同側以及房室連結處（心臟瓣膜）的壓力。當心臟無法有效收縮時就被稱為「心臟衰竭」，這可能導致活動時出現呼吸困難以及疲勞等症狀。不過，未住院的長新冠患者心臟異常的風險跟一般人差不多，所以無需擔心。

參考資料及相關資源

第 1 章

National Institute for Health Research (2021) 'Living with Covid-19 – second review'. https://evidence.nihr.ac.uk/themedreview/living-with-covid19-second-review/

Khamsi, R. (2021) 'Rogue antibodies could be driving severe Covid-19'. *Nature*. https://www.nature.com/articles/d41586-021-00149-1

UKRI (2021) 'The immune system and Long Covid'. https://www.ukri.org/our-work/tackling-the-impact-of-covid-19/understanding-coronavirus-covid-19-and-epidemics/the-immune-system-and-long-covid/

NIH (2021) 'Coronavirus and the nervous system'. https://www.ninds.nih.gov/Current-Research/Coronavirus-and-NINDS/nervous-system#nervoussystem

Iacobucci, G. (2020) 'Long Covid: Damage to multiple organs presents in young, low risk patients'. *BMJ*, 371. https://doi.org/10.1136/bmj.m4470

Pretorius, E., Vlok, M., Venter, C. et al (2021) 'Persistent clotting protein pathology in Long COVID/Post-Acute Sequelae of COVID-19 (PASC) is accompanied by increased levels of antiplasmin'. *Cardiovasc Diabetol* 20, 172. https://doi.org/10.1186/s12933-021-01359-7

第 2 章

Royal College of Occupational Therapists, 'How to conserve your energy: Practical advice for people during and after having Covid-19' (www.rcot.co.uk/files/conserving-your- energy-practical-advice-people-during-and-after-having-covid-19pdf).

Pemberton S. and Berry, C. (2009) *Fighting Fatigue* (London: Hammersmith Press).

第 3 章

Clifton-Smith, T. (2021) *How To Take A Breath* (Auckland, NZ: Random House.) Physiotherapy for breathing pattern disorders resources for physiotherapists (physiotherapyforbpd.org.uk).

Breathing Pattern Disorders Hyperventilation Syndromes (bradcliff. com).

British Lung Foundation: Coronavirus and Covid-19 (blf.org.uk).

第 4 章

www.sleepio.com/（改善睡眠相關資源）

www.blf.org.uk/support-for-you/osa（OSA 相關資訊）

sleep-apnoea-trust.org/（OSA 相關資訊）

更多 OSA 相關資訊請見 www.blf.org.uk/support-for-you/osa，或「睡眠呼吸中止信託協會」（the Sleep Apnoea Trust Association）網站 https://sleep-apnoea-trust.org/

第 5 章

運動即良藥（Moving Medicine）https://movingmedicine.ac.uk/

第 6 章

Naidu, S.B, Shah, A.J, Saigal, A., Smith, C., Brill, S.E., Goldring, J., Hurst, J.R., Jarvis, H., Lipman, M., Mandal, S. (2021) 'The high mental health burden of "Long Covid" and its association with on-going physical and respiratory symptoms in all adults discharged from hospital', *European Respiratory Journal*, DOI: 10.1183/13993003.04364-2020

Daher, A., Cornelissen, C., Hartmann, N.-U., Balfanz, P., Müller, A., Bergs, I., Aetou, M., Marx, N., Marx, G., Simon, T.-P., Müller-Wieland, D., Hartmann, B., Kersten, A., Müller, T., Dreher, M. (2021) 'Six months follow-up of patients with invasive mechanical ventilation due to Covid-19 related ARDS', *International Journal of Environmental Research and Public Health*, 18, DOI: 10.3390/ijerph18115861

尋找治療師

在英國,合格的治療師應向健康與照護專業委員會（ www.hcpc-uk.org）註冊。你可以透過英國心理學會（www.bps.org.uk）找到臨床心理師,透過英國行為暨認知心理治療協會（babcp.com）找到認知行為治療師。心理諮商師則可在英國諮商與心理治療協會（www.bacp.co.uk）網站上找到。

放鬆連結

正念靜坐:

尋找正念治療師:www.accessmbct.com

正念教師與相關活動:www.mindfuldirectory.org

單一放鬆技巧:

漸進式肌肉放鬆法──可在不同的NHS信託基金會網站上找到許多資源。

深層／腹式或橫隔膜式呼吸法──可在不同的NHS信託基金會網站及其他網站上找到許多資源（參見www.nhs.uk網站上的入門建議）。

意象／觀想──網路上有許多資源。許多人比較喜歡導引式觀想,可以參考熱門手機軟體如HeadSpace。

第8章

Popkirov, S., Staab, J.P., Stone, J. (2017) 'Persistent postural-perceptual dizziness (PPPD): a common, characteristic and treatable cause of chronic dizziness', BMJ, 18(1). http://dx.doi.org/10.1136/practneurol-2017-001809

第9章

www.som.org.uk/covid-19-return-work-guide-recovering-workers

www.som.org.uk/covid-19-return-work-guide-managers

www.yourcovidrecovery.nhs.uk/your-road-to-recovery/returning-to-work/

www.gov.uk/government/publications/the-fit-note-a-guide-for-patients-and-employees/the-fit-note-guidance-for-patients-and-employees

www.gov.uk/access-to-work

www.equalityhumanrights.com

acas.org.uk

www.disabilityrightsuk.org

www.gov.uk/browse/benefits

www.citizensadvice.org.uk/

benefitsandwork.co.uk

關於作者

艾蜜麗·弗雷澤（Dr Emily Fraser）是牛津大學國民保健署信託基金會（Oxford University NHS Foundation Trust）的呼吸醫學科會診醫師。她的臨床與研究背景為間質性肺病，也是牛津新冠後遺症評估門診的臨床負責人。自2020年7月成立後，該門診的規模逐漸擴大，納入了許多不同專科的醫師，替有長新冠症狀的患者提供整體性的評估和症狀管理建議。致力於推動醫學界對長新冠的理解，並正參與全國性與地區性的研究計畫來探究罹患新冠肺炎後出現長期症狀的可能機制。

安東·皮克（Dr Anton Pick）是牛津復健中心（Oxford Centre for Enablement）的復健醫學科會診醫師，牛津復健中心為一地區性的專科復健中心，屬於牛津大學國民保健署信託基金會的一部分。安東是英格蘭國民保健署英格蘭東南區（NHS England in the South East of England）的長新冠臨床負責人。他的專長為多重障礙與復健管理及協助復原。致力於透過研究與倡議來提高長新冠患者的照護水準。安東也是英國國家衛生研究院所資助最大規模長新冠研究計畫之一的共同研究人。

瑞秋·羅傑斯（Rachael Rogers）為專科職能治療師，心理健康碩士，自畢業後即在國民保健署內擔任各種職能治療工作。也受過疲勞管理的專業訓練，定期為醫師及其他醫事人員針對疲勞管理的實用技巧提供訓練。她是牛津郡社區慢性疲勞醫療服務臨床負責人，這是她在2005年所共同創辦的服務機構。她也是牛津新冠後遺症多專科評

估門診與復健團隊成員之一，負責協助受長新冠症狀困擾的患者以及國民保健署工作人員。

艾瑪．塔克（Emma Tucker）是呼吸專科理療師，也是牛津健康國民保健署信託基金會社區呼吸治療團隊的共同負責人。她有心肺物理治療碩士學位，並長期參與急慢性呼吸疾病患者的治療。艾瑪是長新冠患者權益的積極倡議者，主導成立了牛津郡後新冠復健服務，並且主持牛津郡後新冠復健路徑計畫。

丹尼爾．札爾（Dr Daniel Zahl）是一位會診臨床心理師，也是經過認證的認知行為治療師和督導。在牛津大學修習實驗心理學後，他繼續在牛津大學取得臨床心理學博士學位。自 2005 年取得資格後，一直在國民保健署旗下醫療機構治療有慢性肢體健康問題的患者，也在私人診所治療有心理疾患的病人。他提供教學、訓練與督導，參與撰寫了幾本書的部分章節，也在經同儕審查的期刊上發表過論文。專長領域包括慢性疲勞、減重手術、糖尿病，近來也包括了長新冠症狀，目前為牛津新冠後遺症評估門診的成員。

蘇雷曼．拉提夫（Dr Suleman Latif）為牛津大學醫院體育運動醫學醫院專科住院醫師。他在倫敦瑪麗王后大學完成運動醫學碩士學位，並在經同儕審查的期刊上發表過論文，也在公共衛生、全球衛生、醫學教育與運動醫學等領域發表過演說。

露絲．泰爾曼（Ruth Tyerman）是有超過 30 年經驗的專科職業重建職能治療師。曾擔任一個專科腦傷患者職業重建計畫的團隊領導人，也曾協助其他醫療機構為腦傷和多重創傷患者研發職業重建療程。目前持續為職能治療師提供腦傷後職業重建的專業訓練、督導和指導，同時也為牛津新冠後遺症評估門診工作人員提供協助。

克里斯多夫・滕博爾（Dr Christopher Turnbull）是牛津大學暨牛津大學醫院國民保健署信託基金會呼吸醫學科國家衛生研究院（NIHR）臨床講師。他是睡眠障礙專家，主持阻塞型睡眠呼吸中止症新療法的研究。他也是一項探討新冠肺炎對包括癌症與睡眠障礙患者等不同患者族群所造成影響的研究調查計畫之研究者。他也是評估新冠肺炎新療法的臨床實驗之共同研究人。

克莉絲汀・凱利（Christine Kelly）為嗅覺喪失慈善組織AbScent創辦人，並曾數度親身經歷過嗅覺喪失。她的首次嗅覺喪失發生在2012年，整個恢復期長達八年，在此期間她針對嗅覺喪失和嗅覺訓練展開研究，並在臉書上開設專頁分享她的知識。在創辦AbScent後，受到新冠病毒全球疫情影響，這個社群的人數急速增加，2021年時在全球已有75000名成員。她是雷丁大學助理研究員，也是倫敦大學哲學研究所感官研究中心的研究員。

海倫・戴維斯（Dr Helen Davies）是威爾斯大學醫院呼吸內科會診醫師。研究專長為胸膜疾病。她是胸腔暨後新冠呼吸醫療服務臨床負責人。致力於改善對長新冠可能潛在機制以及長新冠患者照護的知識。她是數個全國性與國際性長新冠研究調查計畫的共同研究人。

艾蜜莉・傑伊（Emily Jay）是南倫敦與莫茲里國民保健署信託基金會的臨床專科物理治療師。她是神經物理治療師，也是前庭復健專長特許物理治療師協會（ACPIVR）理事。負責協助感染新冠病毒後出現頭暈和不平衡症狀的門診患者。

麗莎・布洛斯（Lisa Burrows）是默西照護國民保健署信託基金會的會診物理治療師，同時在地區醫院和社區中服務。她主持耳鼻喉平衡門診，負責照護紹斯波特與奧姆斯柯克（Southport and Ormskirk）地區的頭暈和平衡障礙患者。她也是前庭復健專長特許物理治療師協會

（ACPIVR）教育小組委員會主席。

安德魯‧路易斯（Dr Andrew Lewis）是牛津大學心血管醫學臨床講師。除了為患有各種心臟疾病的成年人提供會診諮詢外，他使用新式造影技術進行研究，以尋找更好的方式來檢測並治療人體心臟組織發炎及其影響。

羅漢‧維耶蘇倫德拉（Dr Rohan Wijesurendra）是心血管醫學臨床講師。他在牛津大學接受心臟學專科訓練，並於2018年完成博士學位。他的臨床與研究興趣領域為心律不整、心導管射頻燒灼術、心臟核磁共振檢查與臨床實驗。

茱莉亞‧牛頓（Dr Julia Newton）是牛津大學醫院信託基金會風濕病學／體育運動醫學科會診醫師、英格蘭體育學院資深運動醫學醫師，並在牛津大學擔任榮譽教職。她是泰晤士河谷醫學院院長，運動醫學專家諮詢委員會主席，以及體育運動醫學學會副會長。她也是新冠後遺症多專科醫療團隊的諮詢委員。

克里斯多夫‧史皮爾斯（Dr Christopher Speers）是在西米德蘭地區完成體育與運動科學高等專科訓練。他是牛津納菲德骨科中心的體育運動醫學科會診醫師，參與牛津運動醫學以及複雜肌肉骨骼疾病醫療團隊。他也是新冠後遺症多專科醫療團隊的諮詢委員。

安迪‧泰爾曼（Dr Andy Tyerman）是會診臨床神經心理師。自1979年取得臨床心理師資格後，他一開始先負責診療住院病患，接著進入社區神經復健機構服務。自1992年至2020年間，創立並主持白金漢郡的社區頭部外傷服務。他持續針對腦傷後的社區與職業重建領域進行研究、督導、教學與寫作，同時也是英國腦傷協會與職業重建協會理事。

其他貢獻者：

金·拉賈班（Dr Kim Rajappan），牛津大學國民保健署信託基金會心臟科會診醫師

安娜貝·尼科（Dr Annabel Nickol），牛津大學國民保健署信託基金會睡眠醫學科會診醫師

泰蘭·尤克瑟倫（Dr Tylan Yukselen），牛津大學國民保健署信託基金會心理醫學科會診醫師

尼克·塔伯特（Dr Nick Talbot），牛津大學國民保健署信託基金會呼吸醫學科會診醫師

珍·帕克（Jane Parker）教授，雷丁大學（University of Reading）味覺中心創辦人暨主任

牛津郡新冠後遺症復健團隊成員：

維多利亞·梅西（Victoria Masey）、凱瑞·克勞利（Kerrie Crowley），凱瑟琳·克雷頓（Catherine Clayton），瑞貝卡·普勞爾（Rebecca Prower），瑞秋·拉德納（Rachel Lardner），阿曼達·尼歐費杜（Amanda Neophytou），麗莎·強生（Lisa Johnson），吉爾·布魯克斯（Jill Brooks），凱利·麥克勞克林（Kelly Mclaughlin）

呼吸模式失調物理治療組織（Physiotherapy for Breathing Pattern Disorders）的莉茲·格里洛（Lizzie Grillo）

布拉德克里夫呼吸法（BradCliff Breathing Method™）的塔妮亞·克里夫頓－史密斯（Tania Clifton-Smith）。

325

致謝

假如沒有牛津新冠後遺症評估門診及英國其他地區的患者提供資料，這本書根本就不可能存在。我們要特別感謝以下諸位所提供的敘述、貢獻與回饋：

艾美莉亞‧賽斯（Amelia Sayce）、珍‧帕索斯韋特－狄克森（Jean Postlethwaite-Dixon）、瓦樂莉‧奈特（Valerie Knight）、卡翠娜‧史蒂芬斯（Katrina Stevens）、伊弗‧曼尼克斯（Aoife Mannix）、東尼‧瓦克諾（Toni Waknell）、黛特拉‧歐爾（Deborah Orr）、大衛‧霍克戴（David Hockaday）、艾美‧譚蒂（Amy Tandy）、妮爾‧弗利曼－羅米利（Nell Freeman-Romilly）、林登‧巴克斯特（Linden Baxter）、露西亞‧麥凱（Lucia Mackay）、邁可‧奧斯朋（Michael Osborne）、麗莎‧瑪莉‧麥克連（Lisa Marie Mclane）、茱莉亞‧伍利（Julia Woolley）、荷莉‧艾特金斯（Holly Atkins）、莎克德‧阿什肯納茲（Shaked Ashkenazi）、馬克‧透納（Mark Turner）與凱瑟琳‧布里迪克（Catherine Briddick）。

作者們也要感謝專業的同事、朋友與家人，在本書的創作過程中貢獻了他們寶貴的協助、時間與專業知識。排名不分先後順序：阿哈邁德‧賽伊夫（Dr Ahmad Saif）、提姆‧尼可森教授（Professor Tim Nicholson）、雪莉與邁可‧皮克（Shelley and Michael Pick）、內亞‧佩杜西（Dr Nayia Petousi）、蘇珊娜‧布瑞恩（Dr Susannah Brain）、艾歷克斯‧諾瓦克（Dr Alex Novak）、凱爾‧派丁森教授（Professor Kyle Pattinson）、佛格斯‧葛利森教授（Professor

Fergus Gleeson）、保羅‧史旺（Paul Swan）、裘蒂‧桑默斯（Jodie Summers）、莎拉‧布洛德威（Sarah Broadway）、保羅‧塔克（Paul Tucker）、邁克‧庫爾登（Mike Cuerden）、阿帕娜‧札爾（Aparna Zahl）、朱利安‧波爾（Julian Ball）、丹尼爾‧羅傑斯（Daniel Rogers）、莎娜‧納比（Sanna Nabi）、柔伊‧布朗（Zoë Blanc）和夏洛特‧克羅夫特（Charlotte Croft）。

　　第2章裡所出現的「3P」術語是經過皇家職能治療學院慷慨授權使用。第3章裡的布拉德克里夫呼吸法則是經塔妮亞‧克里夫頓－史密斯授權使用。第5章的博格分級量表（The Borg CR scale® （CR10）© Gunnar Borg, 1982, 1998, 2004）也是經過授權使用，量表與完整的指示可透過博格感知公司（BorgPerception）網站www. borgperception.se取得。

CARE 70
長新冠自救手冊
The Long Covid Self-help Guide: Practical Ways to Manage Symptoms

作　　者：牛津長新冠門診醫療團隊
譯　　者：俞智敏
責任編輯：艾青荷
特約編輯：王筱玲
美術設計：黃淑華

出 版 者：大塊文化出版股份有限公司
　　　　　台北市105022南京東路四段25號11樓
　　　　　www.locuspublishing.com
　　　　　讀者服務專線：0800-006689
　　　　　TEL：（02）87123898　　FAX：（02）87123897
　　　　　郵撥帳號：18955675　　戶名：大塊文化出版股份有限公司
法律顧問：全理法律事務所　董安丹、顧慕堯律師

總 經 銷：大和書報圖書股份有限公司
地　　址：新北市新莊區五工五路2號
　　　　　TEL：（02）89902588　　FAX：（02）22901658

初版一刷：2022年12月
定　　價：新台幣450元

ISBN　978-626-7206-29-4

國家圖書館出版品預行編目（CIP）資料

長新冠自救手冊／牛津長新冠門診醫療團隊 著.
-- 初版. -- 臺北市：大塊文化出版股份有限公司, 2022.12
　　面；　　公分（CARE；070）
譯自：The long covid self-help guide
ISBN 978-626-7206-29-4（平裝）

1. CST: 健康法　2. CST: 家庭醫學　3. CST: 嚴重特殊傳染性肺炎
411.1　　　　　　　　　　　　　　　　111017049

CARE
Good Care ,
Good Living

CARE
Good Care ,
Good Living